Diagnóstico Psiquiátrico
UM GUIA
Transtornos de Personalidade
Transtornos do Controle de Impulsos

Outros Livros do Coordenador

- O Uso de Psicofármacos – Um Guia – 2ª Edição
- Exame das Funções Mentais – Um Guia – 3ª Edição
- Diagnóstico Psiquiátrico – Um Guia: Infância e Adolescência – 2ª Edição

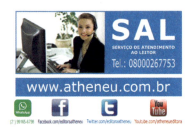

Diagnóstico Psiquiátrico

UM GUIA

Transtornos de Personalidade
Transtornos do Controle de Impulsos

Coordenador
Marcos de Jesus Nogueira
Médico Psiquiatra.
Membro Titular da Sociedade Brasileira de História da Medicina.
Coordenador do Núcleo de Estudos de Conduta
Humana (NECH), Araraquara – SP.

Autores
Marina Baroni Borghi
Psicóloga Clínica.
Especialista em Psicoterapia Fenomenológica Existencial.

Maurício Eugênio Oliveira Sgobi
Psicólogo Clínico.
Especialista em Aconselhamento em Dependência Química.

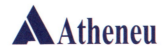

Rio de Janeiro • São Paulo
2020

EDITORA ATHENEU

São Paulo —	*Rua Avanhandava, 126 - 8º andar*
	Tel.: (11) 2858-8750
	E-mail: atheneu@atheneu.com.br
Rio de Janeiro —	*Rua Bambina, 74*
	Tel.: (21)3094-1295
	E-mail: atheneu@atheneu.com.br

CAPA: Equipe Atheneu

DIAGRAMAÇÃO: Equipe Atheneu

CIP-BRASIL. CATALOGAÇÃO NA PUBLICAÇÃO
SINDICATO NACIONAL DOS EDITORES DE LIVROS, RJ

N713d

    Nogueira, Marcos de Jesus
       Diagnóstico psiquiátrico : um guia: transtornos de personalidade: transtornos do controle de impulsos / Marcos de Jesus Nogueira, Marina Baroni Borghi, Maurício Eugênio Oliveira Sgobi. - 1. ed. - Rio de Janeiro : Atheneu, 2020.
       p. 24 cm.

       ISBN 978-85-388-1071-1

       1. Psiquiatria. 2. Saúde mental. I. Nogueira, Marcos de Jesus. II. Borghi, Marina Baroni. III. Sgobi, Maurício Eugênio Oliveira. IV. Título.

20-62311	CDD: 616.89
	CDU: 616.89

Vanessa Mafra Xavier Salgado - Bibliotecária - CRB-7/6644

13/01/2020   13/01/2020

NOGUEIRA, M. J.; BORGHI, M. B.; SGOBI, M. E. O.
Diagnóstico Psiquiátrico – Um Guia: Transtornos de Personalidade,
Transtornos do Controle de Impulsos

© *Direitos reservados à EDITORA ATHENEU – São Paulo, Rio de Janeiro, 2020*

DEDICATÓRIA

A você, leitor...
e toda a sua singularidade

AGRADECIMENTOS

Aos autores da primeira e segunda edições do *Diagnóstico Psiquiátrico – Um Guia*, do qual este livro desdobrou-se: Aidecivaldo Fernandes de Jesus, Kleber Lincoln Gomes, Maria Fernanda Cassavia, Mireile Luz Gomes e Ricardo de Carvalho Nogueira.

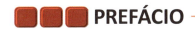

PREFÁCIO

Este é mais um dos livros elaborados pelo estimado profissional, Dr. Marcos, o qual, juntamente com dois colegas de profissão, Marina e Maurício, oferece a oportunidade aos leitores de adquirirem conhecimento e compreensão deste tema de relevância à área da saúde mental: os Transtornos de Personalidade e do Controle de Impulsos.

A qualidade do material e do conteúdo exposto, a forma clara e didática presentes, associadas às ilustrações criadas de forma condizente a cada assunto em pauta, propiciam aos leitores o fácil entendimento de um tema complexo e de dimensão multifacetada e possibilitam rápida consulta nas situações que assim demandem.

Essa maneira criativa e efetiva de compartilhar o vasto conhecimento e experiência clínica traz peculiaridades ímpares à obra. Ademais, contribui para o despertar da satisfação e motivação naqueles que, por meio da leitura, buscam adquirir informação no âmbito conceitual, para a aplicação prática, clínica, seja para fins de estudo, atualização, consulta ou mero conhecimento.

Os transtornos, que aqui serão apresentados, causam significativo prejuízo no funcionamento, na qualidade de ações e afeto dos indivíduos acometidos por eles, atingem inúmeras esferas da vida desses e geram sofrimento subjetivo e a familiares, a pessoas próximas ou àquelas com quem mantiveram contato.

Com isso, nota-se o quão imprescindível se torna a definição diagnóstica desses quadros patológicos e quão desafiador se tornam os tratamentos em algumas situações. Isso posto, são de grande valia materiais, instrumentos, métodos ou outros meios que facilitem e ampliem o conhecimento, a compreensão e as possibilidades de manejo.

Por fim, manifesto minha gratidão aos autores em respeito à honra do convite de apresentar esta obra.

Despeço-me cordialmente.

Camila Buda Zendron Abritta
Psicóloga Clínica,
Especialista em Psicoterapia
Cognitiva-Comportamental,
e Neuropsicóloga

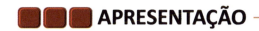# APRESENTAÇÃO

Nesta obra, continuamos o desdobramento e as atualizações do *Diagnóstico Psiquiátrico – Um Guia* (primeira edição publicada em 2002). O livro mostra como primeira parte – os Transtornos de Personalidade, que quase sempre são pouco estudados e apresentam uma grande diversidade de abordagens, que geralmente confunde os iniciantes desse universo. Como bônus, fizemos um apanhado sucinto das Noções de Personalidade normal, privilegiando a teoria do estudioso americano Robert Cloninger. Também disponibilizamos ao leitor, um teste geral de personalidade.

Ao final de cada texto referente às diretrizes diagnósticas (ícone Descobrindo), em especial, acrescentaram-se caracteres diferenciados para identificar a principal fonte de consulta (● – CID 10; ○ – DSMV; ⊘ – outras referências bibliográficas).

Além da conceituação dos transtornos de personalidade e do histórico do conceito, abordamos a sua classificação baseada no psiquiatra espanhol, estudioso do assunto, Vicente Caballo. Suas definições são aproveitadas num esquema de grupos que nos é dado pela DSM-5, tentando assim um didatismo e a necessária atualizaçao; não poupando a criação visual gráfica para melhor assimilação.

Na abordagem de cada transtorno da personalidade associamo-nos novamente com o artista e cartunista Camilo Riani, para nos proporcionar charges alusivas ao texto, conduzindo o leitor para um estudo prazeroso do assunto, que poderia se tornar árduo em seu aprofundamento.

Para explorarmos a diversividade na apresentação dos aspectos de cada transtorno, recorremos aos recursos promovidos naturalmente pelas artes (literária-cinema-pinturas), como um instrumento de arte-educação, que pretende também oferecer a função de realizar a mediação entre a arte e a dinâmica psíquica dos transtornos abordados.

Também é feito um levantamento histórico do estudo de cada transtorno, além da abordagem da evolução dos conceitos da epidemiologia, e, por vezes, da própria neurobiologia e outros refinamentos técnicos, necessários para o aprendizado, como também os perigos relacionados com cada transtorno e os métodos de investigação em todas as suas características abordadas – cognitivas, afetivas, comportamentais e interpessoais.

Na parte final do livro, exploramos o estudo dos Transtornos do Controle de Impulsos em sua conceituação e diagnóstico geral, epidemiologia, hipóteses etiógicas de cunho neurobiológico, assim como o histórico do conceito de impulsividade e suas diversas classificações ao longo dos séculos. Segue-se, com apresentação das comorbidades, diagnóstico diferencial, métodos de investigação e particularmente os riscos de cada um desses transtornos.

Os autores

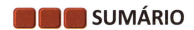 **SUMÁRIO**

SEÇÃO I – NOÇÕES DE PERSONALIDADE, 1
- Noções de Personalidade, 2
- Temperamento – Busca de Novidades, 7
- Esquiva – Evitação de Dano, 10
- Dependência de Recompensa, 13
- Persistência, 16
- Caráter – Autodirecionamento, 19
- Cooperatividade, 22
- Autotranscendência, 25

SEÇÃO II – TRANSTORNOS DE PERSONALIDADE, 29
- F60 Transtornos de Personalidade, 30
- F60.0 Transtorno de Personalidade Paranoide, 40
- F60.1 Transtorno de Personalidade Esquizoide, 50
- F60.8 Transtorno de Personalidade Esquizotípica, 60
- F60.6 Transtorno de Personalidade Esquiva, 71
- F60.5 Transtorno de Personalidade Obsessiva-Compulsiva, 82
- F60.7 Transtorno de Personalidade Dependente, 90
- F60.2 Transtorno de Personalidade Antissocial, 98
- F60.8 Transtorno de Personalidade Narcísica, 111
- F60.4 Transtorno de Personalidade Histriônica, 123
- F60.31 Transtorno de Personalidade *Borderline*, 134

SEÇÃO III – TRANSTORNOS DO CONTROLE DE IMPULSOS, 147

- F63 Transtornos do Controle de Impulsos, 148
- F63.0 Jogo Patológico, 153
- F63.8 Outros Transtornos do Controle de Impulsos, 158
- F63.1 Piromania, 162
- F63.2 Cleptomania, 166
- F63.3 Tricotilomania, 171
- F63.8 Transtorno Explosivo Intermitente, 177
- F65 Parafilias, 182
- F65.0 Fetichismo, 186
- F65.1 Transvestismo Fetichista, 189
- F65.2 Exibicionismo, 192
- F65.3 Voyeurismo, 196
- F65.4 Pedofilia, 199
- F65.5 Sadomasoquismo, 202
- F65.8 Outras Parafilias, 206

Bibliografia Geral, 207

SEÇÃO I

NOÇÕES DE PERSONALIDADE

NOÇÕES DE PERSONALIDADE

PERSONALIDADE

▶ É a **organização dinâmica** dos traços **geneticamente transmitidos** e das **existências singulares** que experimentamos com as **percepções** individuais que temos do mundo, capazes de tornar cada indivíduo **único** em sua maneira de **ser**, de **sentir** e de **desempenhar** o seu papel social.

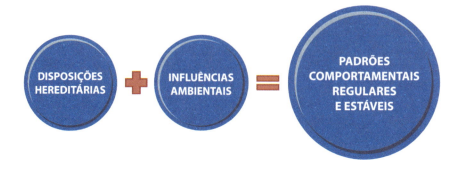

PRIMÓRDIOS DA PERSONALIDADE

HIPÓCRATES
460 a.C – 370 a.C
Teoria Humoral

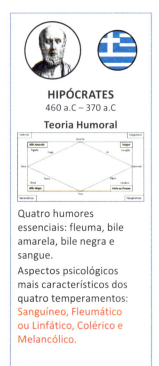

Quatro humores essenciais: fleuma, bile amarela, bile negra e sangue.

Aspectos psicológicos mais característicos dos quatro temperamentos: Sanguíneo, Fleumático ou Linfático, Colérico e Melancólico.

PLATÃO
427 a.C. – 347 a.C
Estrutura Platônica

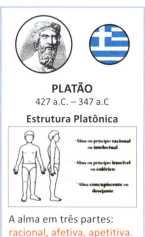

A alma em três partes: racional, afetiva, apetitiva.

Tirtamo de Lesbos
TEOFRASTO
372 a.C – 288 a.C
Os Caracteres

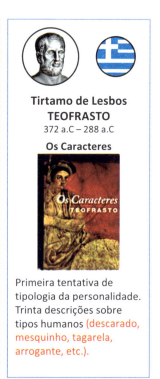

Primeira tentativa de tipologia da personalidade. Trinta descrições sobre tipos humanos (descarado, mesquinho, tagarela, arrogante, etc.).

PERSPECTIVAS DA TEORIA DA PERSONALIDADE

PSICANALÍTICA

FREUD
1856-1939

É um conjunto dinâmico constituído por componentes em conflito, dominados por forças inconscientes.
Fases no desenvolvimento da personalidade: oral, anal, fálica, período de latência e fase genital.

NEOANALÍTICA

JUNG
1875-1961

O inconsciente é dividido em duas entidades diferentes: inconsciente pessoal e coletivo (constituído por arquétipos).
Fases do desenvolvimento: infância, juventude, meia idade, terceira idade.

HUMANISTA

ROGERS
1902-1987

Considera o sujeito na sua totalidade, ressaltando importância a criatividade, intencionalidade, livre arbítrio e espontaneidade.
Fatores primordiais para o desenvolvimento: empatia, visão positiva, relações congruentes.

APRENDIZAGEM

SKINNER
1904-1990

O ambiente determina a maior parte das nossas respostas e que, em função das suas consequências, serão reproduzidas ou eliminadas.

COGNITIVA

BECK
1921-

Conjunto de esquemas individuais que determinam o funcionamento dos sistemas motivacionais cognitivos e emocionais em relação ao contexto ambiental, social e biológico.

ESTUDIOSOS PROEMINENTES DA PERSONALIDADE

Gordon Willard Allport
1897-1967

Psicólogo Norte-Americano

– Bacharel em Direito.
– Pós-graduado em Psicologia na University of Harvard, onde trabalhou na área da assistência social.
– Sua tese de dissertação foi a primeira pesquisa feita sobre os traços da personalidade nos Estados Unidos.

Obra: *Personality: A Psychological Interpretation*, 1937.

Personalidade – Integração progressiva, mas nunca completa, de todos os sistemas que se referem aos ajustamentos característicos de um indivíduo aos vários ambientes.

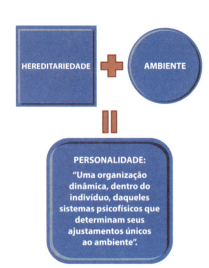

HEREDITARIEDADE + AMBIENTE =

PERSONALIDADE: "Uma organização dinâmica, dentro do indivíduo, daqueles sistemas psicofísicos que determinam seus ajustamentos únicos ao ambiente".

Henry A. Murray
1893-1988

Psicólogo Norte-Americano

– Lecionou por mais de 30 anos na Universidade de Harvard.
– Dirigiu um programa de pesquisa, investigando os elementos constituintes da personalidade (por exemplo, emoções, preferências, tendências comportamentais, e características relacionais) – Explorations in Personality, 1938).
– Coautor do Teste de Apercepção Temática – TAT.

Obra: *Explorations in Personality*, 1938.

Teoria das Necessidades – Contribuição mais importante de Murray para a teoria e pesquisa da personalidade.

Necessidade – Força psicoquímica no cérebro, que organiza e direciona a capacidade intelectual e perceptiva.

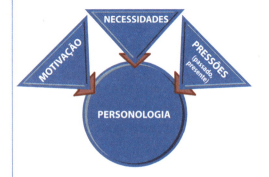

MOTIVAÇÃO, NECESSIDADES, PRESSÕES (passado presente) → PERSONOLOGIA

Theodore Millon
1928-2014

Psicólogo Norte-Americano

– Escreveu inúmeros trabalhos populares sobre personalidade.
– Desenvolveu ferramentas de questionário de diagnóstico – Millon Clinical Multiaxial Inventory.
– Contribuiu para o desenvolvimento de versões anteriores do Diagnostic and Statistical Manual of Mental Disorders.

Obra: *Teorias da Psicopatologia e Personalidade*, 1973.

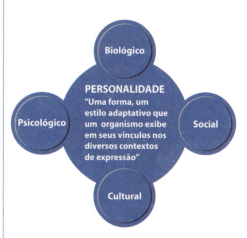

Claude Robert Cloninger
1944-

Psiquiatra e Geneticista americano

– Detêm o Wallace Renard Professor of Psychiatry.
– Conhecido nas pesquisas sobre Transtornos de Personalidade.
– Desenvolveu o teste Tridimensional Personality Questionnare (TPQ, 1987) e Temperamento e Caráter Inventário (TCI).

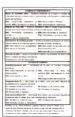

Consulte: http://www.tcicloningerteste.com.br/home

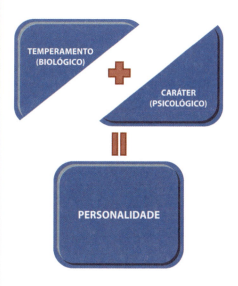

ESTUDO DAS ABORDAGENS DE CLONINGER

TEMPERAMENTO

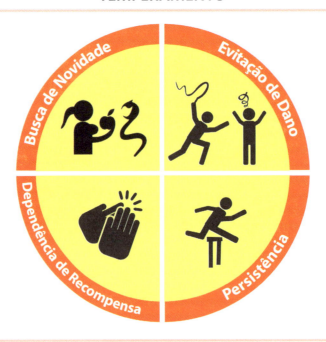

CARÁTER

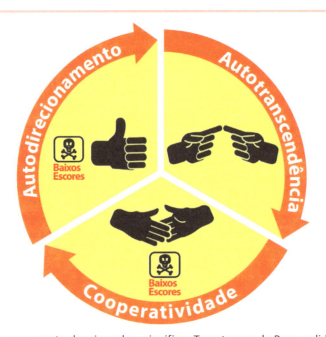

▸ Baixos escores nestes locais podem significar Transtornos de Personalidade

TEMPERAMENTO
BUSCA DE NOVIDADES

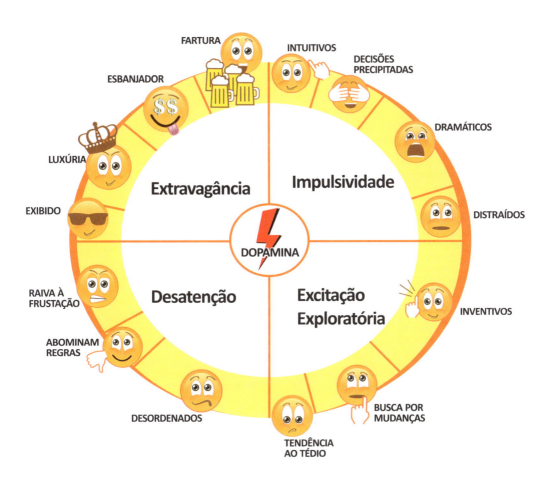

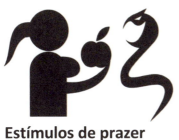

Estímulos de prazer
(tentações, desejo de transgredir)

Altos Escores	Baixos Escores
• Ativos • Curiosos • Intensos	• Aborrecimento fácil • Excesso de impulso • Irritabilidade • Volubilidade

INTERROGATÓRIO DE INVESTIGAÇÃO

BUSCA DE NOVIDADES

Tendência herdada para desencadeamento de desejos aos novos estímulos de prazer

Extravagância

Exibidos
Gosto de ser o centro das atenções em um grupo?
( ) Nada característico
( ) Pouco característico
( ) Medianamente característico
( ) Muito característico
( ) Sempre característico

Esbanjador
Tenho gastos excessivos para me satisfazer?
( ) Nada característico
( ) Pouco característico
( ) Medianamente característico
( ) Muito característico
( ) Sempre característico

Luxúria
Busco e gosto de ficar sexualmente excitado?
( ) Nada característico
( ) Pouco característico
( ) Medianamente característico
( ) Muito característico
( ) Sempre característico

Fartura
Costumo frequentemente agradar e presentear os demais?
( ) Nada característico
( ) Pouco característico
( ) Medianamente característico
( ) Muito característico
( ) Sempre característico

Impulsividade

Intuitivos
Gosto de prever como as pessoas irão agir em diferentes situações?
( ) Nada característico
( ) Pouco característico
( ) Medianamente característico
( ) Muito característico
( ) Sempre característico

Decisões precipitadas
Costumo agir sem pensar ou avaliar riscos?
( ) Nada característico
( ) Pouco característico
( ) Medianamente característico
( ) Muito característico
( ) Sempre característico

Dramáticos
Costumo ser intenso e muito expressivo?
( ) Nada característico
( ) Pouco característico
( ) Medianamente característico
( ) Muito característico
( ) Sempre característico

Distraídos
Frequentemente me distraio com barulhos e atividades a minha volta?
( ) Nada característico
( ) Pouco característico
( ) Medianamente característico
( ) Muito característico
( ) Sempre característico

Desatenção

Raiva a frustração
Quando não tenho o que espero, fico irritado?
( ) Nada característico
( ) Pouco característico
( ) Medianamente característico
( ) Muito característico
( ) Sempre característico

Abominam regras
Não gosto de situações em que se exige que eu me comporte de determinada maneira?
( ) Nada característico
( ) Pouco característico
( ) Medianamente característico
( ) Muito característico
( ) Sempre característico

Desordenados
Tenho dificuldade em cumprir critérios de organização, prazos e fazer o que é esperado de mim?
( ) Nada característico
( ) Pouco característico
( ) Medianamente característico
( ) Muito característico
( ) Sempre característico

Excitação Exploratória

Inventivos
Tenho ideias e comportamentos diferentes dos demais?
( ) Nada característico
( ) Pouco característico
( ) Medianamente característico
( ) Muito característico
( ) Sempre característico

Busca por novidades
Me envolvo com facilidade em situações atrativas pelo prazer ou pelo desafio?
( ) Nada característico
( ) Pouco característico
( ) Medianamente característico
( ) Muito característico
( ) Sempre característico

Tendência ao tédio
Tenho necessidade de experimentar novidades e mudanças em meu dia a dia?
( ) Nada característico
( ) Pouco característico
( ) Medianamente característico
( ) Muito característico
( ) Sempre característico

Preencha os espaços que melhor indique características de seu temperamento (vide legenda)

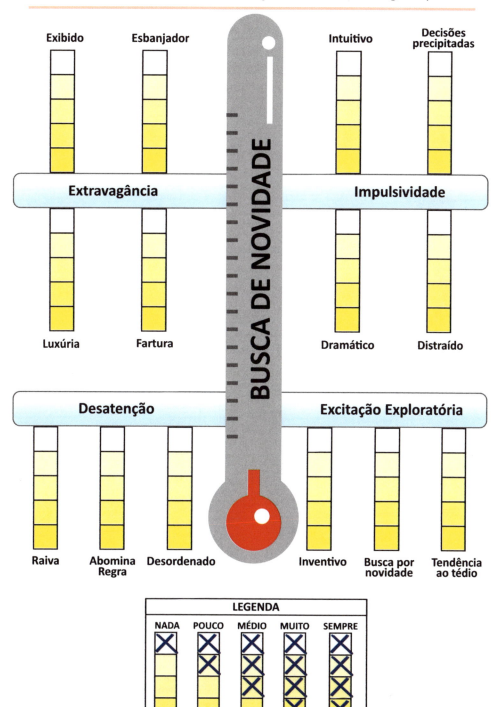

ESQUIVA – EVITAÇÃO DE DANO

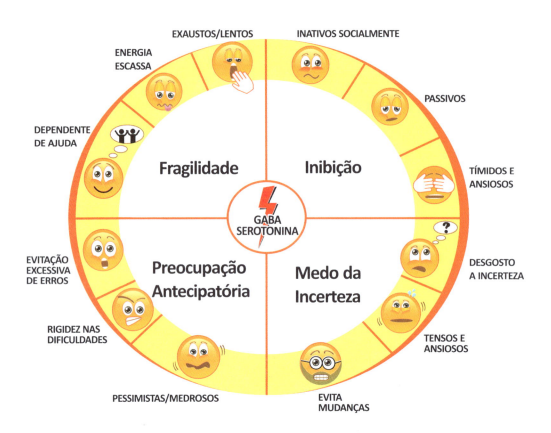

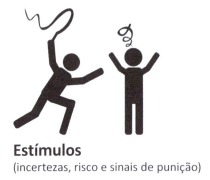

Estímulos
(incertezas, risco e sinais de punição)

Vantagens	Desvantagens
• Cauteloso	• Retração exagerada
• Planejado	• Pessimismo

INTERROGATÓRIO DE INVESTIGAÇÃO

ESQUIVA – Evitação de dano

Tendência herdada para evitação de punição e frustração

Fatigabilidade	Inibição
Exaustos Preciso de mais tempo que os outros para realizar a maior parte das atividades? ( ) Nada característico ( ) Pouco característico ( ) Medianamente característico ( ) Muito característico ( ) Sempre característico **Energia escassa** Frequentemente necessito de repouso para recuperar a energia? ( ) Nada característico ( ) Pouco característico ( ) Medianamente característico ( ) Muito característico ( ) Sempre característico **Dependente de ajuda** Preciso que os outros me ajudem a tomar decisões ou me digam o que tenho de fazer? ( ) Nada característico ( ) Pouco característico ( ) Medianamente característico ( ) Muito característico ( ) Sempre característico	**Inativos socialmente** Prefiro fazer coisas sozinho a estar acompanhado? ( ) Nada característico ( ) Pouco característico ( ) Medianamente característico ( ) Muito característico ( ) Sempre característico **Passivos** Se os outros me criticam, aceito com facilidade? ( ) Nada característico ( ) Pouco característico ( ) Medianamente característico ( ) Muito característico ( ) Sempre característico **Tímidos e ansiosos** Ficar exposto é muito desconfortável? ( ) Nada característico ( ) Pouco característico ( ) Medianamente característico ( ) Muito característico ( ) Sempre característico
Preocupação Antecipatória	**Medo da Incerteza**
Evitação excessiva Frequentemente evito situações desagradáveis e ameaçadoras? ( ) Nada característico ( ) Pouco característico ( ) Medianamente característico ( ) Muito característico ( ) Sempre característico **Rigidez nas dificuldades** Os imprevistos são para mim uma grande dificuldade? ( ) Nada característico ( ) Pouco característico ( ) Medianamente característico ( ) Muito característico ( ) Sempre característico **Pessimistas/medrosos** Tendo a ter preocupações excessivas? ( ) Nada característico ( ) Pouco característico ( ) Medianamente característico ( ) Muito característico ( ) Sempre característico	**Desgosto a incerteza** Gosto de agir apenas quando tenho certeza? ( ) Nada característico ( ) Pouco característico ( ) Medianamente característico ( ) Muito característico ( ) Sempre característico **Tensos e ansiosos** Na maior parte do tempo, tenho pensamentos que me preocupam? ( ) Nada característico ( ) Pouco característico ( ) Medianamente característico ( ) Muito característico ( ) Sempre característico **Evita mudanças** Não gosto de novidades e mudanças? ( ) Nada característico ( ) Pouco característico ( ) Medianamente característico ( ) Muito característico ( ) Sempre característico

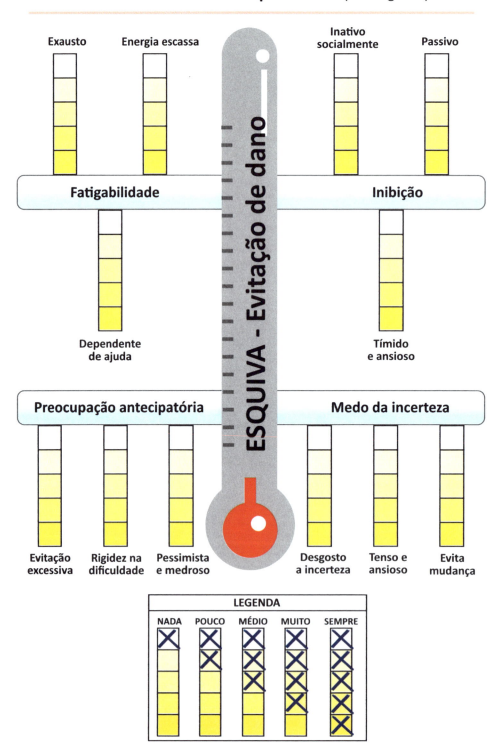

DEPENDÊNCIA DE RECOMPENSA

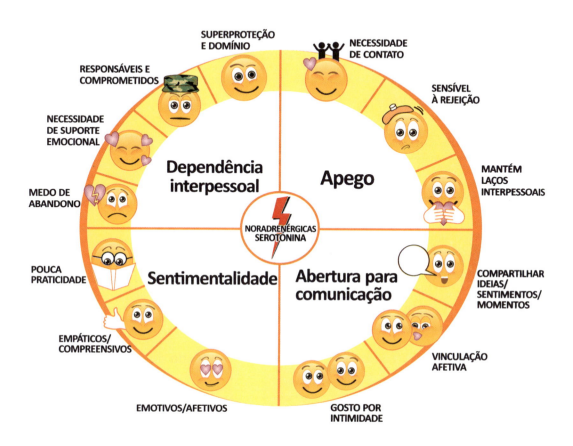

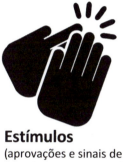

Estímulos
(aprovações e sinais de reconhecimento social)

Altos Escores	Baixos Escores
• Sensíveis • Cuidadores	• Suscetíveis • Perda de objetividade

INTERROGATÓRIO DE INVESTIGAÇÃO

DEPENDÊNCIA DE RECOMPENSA

Tendência herdada para responder a estímulos de recompensa social

Dependência interpessoal	Apego
Superproteção e domínio Gosto de ser considerado um líder nos grupos aos quais pertenço? ( ) Nada característico ( ) Pouco característico ( ) Medianamente característico ( ) Muito característico ( ) Sempre característico	**Necessidade de contato** Preciso frequentemente ter acesso e contato com meus amigos? ( ) Nada característico ( ) Pouco característico ( ) Medianamente característico ( ) Muito característico ( ) Sempre característico
Responsáveis e comprometidos Gosto de fazer o que é esperado de mim? ( ) Nada característico ( ) Pouco característico ( ) Medianamente característico ( ) Muito característico ( ) Sempre característico	**Sensível a rejeição** Gosto que meus amigos me tratem com delicadeza? ( ) Nada característico ( ) Pouco característico ( ) Medianamente característico ( ) Muito característico ( ) Sempre característico
Necessidade de suporte emocional Gosto que meus amigos sejam solidários comigo e me animem nos momentos difíceis? ( ) Nada característico ( ) Pouco característico ( ) Medianamente característico ( ) Muito característico ( ) Sempre característico	**Mantém laços interpessoais** Sou leal em meus vínculos? ( ) Nada característico ( ) Pouco característico ( ) Medianamente característico ( ) Muito característico ( ) Sempre característico
Medo do abandono Temo constantemente ser abandonado? ( ) Nada característico ( ) Pouco característico ( ) Medianamente característico ( ) Muito característico ( ) Sempre característico	
Sentimentalidade	**Abertura para comunicação**
Pouca praticidade Facilmente deixo minhas atividades de lado por questões emocionais ou para ajudar os outros? ( ) Nada característico ( ) Pouco característico ( ) Medianamente característico ( ) Muito característico ( ) Sempre característico	**Compartilhar ideias** Gosto de contar experiências e dizer o que penso a respeito das coisas? ( ) Nada característico ( ) Pouco característico ( ) Medianamente característico ( ) Muito característico ( ) Sempre característico
Empáticos/compreensivos Gosto de imaginar e entender como outra pessoa se sente em determinada situação? ( ) Nada característico ( ) Pouco característico ( ) Medianamente característico ( ) Muito característico ( ) Sempre característico	**Vinculação afetiva** Gosto de participar de grupos cujos membros se tratem com afeto e respeito? ( ) Nada característico ( ) Pouco característico ( ) Medianamente característico ( ) Muito característico ( ) Sempre característico
Emotivos/afetivos Gosto de elogiar alguém que admiro? ( ) Nada característico ( ) Pouco característico ( ) Medianamente característico ( ) Muito característico ( ) Sempre característico	**Gosto por intimidade** Gosto de dividir coisas com os outros? ( ) Nada característico ( ) Pouco característico ( ) Medianamente característico ( ) Muito característico ( ) Sempre característico

Preencha os espaços que melhor indique características de seu temperamento (vide legenda)

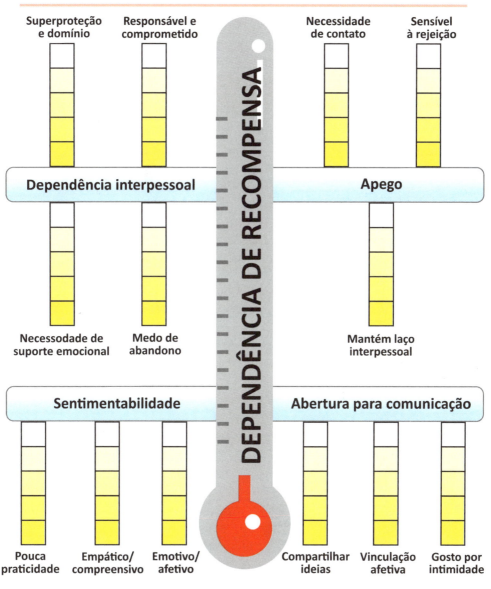
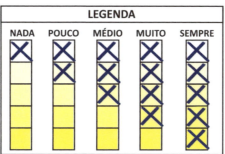

PERSISTÊNCIA

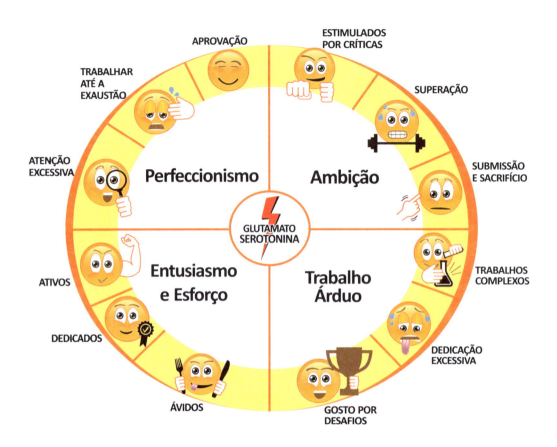

Estímulos
(obstáculos e eventualidade)

Altos Escores	Baixos Escores
• Determinados • Ambiciosos • Perfeccionistas	• Viciados em Trabalho • Pensam pouco em si

INTERROGATÓRIO DE INVESTIGAÇÃO

PERSISTÊNCIA

Tendência herdada para manutenção de um comportamento ativo

Perfeccionismo	Ambição
Aprovação Gosto de corresponder expectativas? ( ) Nada característico ( ) Pouco característico ( ) Medianamente característico ( ) Muito característico ( ) Sempre característico **Trabalhar até a exaustão** Gosto de ficar acordado até tarde para terminar um trabalho? ( ) Nada característico ( ) Pouco característico ( ) Medianamente característico ( ) Muito característico ( ) Sempre característico **Atenção excessiva** Gosto de planejar e organizar, em todos os detalhes, qualquer trabalho que eu faço? ( ) Nada característico ( ) Pouco característico ( ) Medianamente característico ( ) Muito característico ( ) Sempre característico	**Estimulados por críticas** Gosto de fazer as coisas de forma melhor que as outras pessoas? ( ) Nada característico ( ) Pouco característico ( ) Medianamente característico ( ) Muito característico ( ) Sempre característico **Superação** Gosto de desafios e ser bem-sucedido nas coisas que faço? ( ) Nada característico ( ) Pouco característico ( ) Medianamente característico ( ) Muito característico ( ) Sempre característico **Submissão** Tenho receio de desagradar pessoas que ocupam posição de autoridade? ( ) Nada característico ( ) Pouco característico ( ) Medianamente característico ( ) Muito característico ( ) Sempre característico
Entusiasmo e esforço	Trabalho árduo
Ativos Gosto de ter muitas atividades em meu dia a dia? ( ) Nada característico ( ) Pouco característico ( ) Medianamente característico ( ) Muito característico ( ) Sempre característico **Dedicados** Gosto de dar o melhor de mim em tudo que faço? ( ) Nada característico ( ) Pouco característico ( ) Medianamente característico ( ) Muito característico ( ) Sempre característico **Ávidos** Gostaria de realizar um grande feito ou grande obra na minha vida? ( ) Nada característico ( ) Pouco característico ( ) Medianamente característico ( ) Muito característico ( ) Sempre característico	**Trabalhos complexos** Procuro atividades complexas que envolvam habilidades que a maioria das pessoas tem dificuldades? ( ) Nada característico ( ) Pouco característico ( ) Medianamente característico ( ) Muito característico ( ) Sempre característico **Dedicação excessiva** Gosto de realizar com afinco qualquer trabalho que faço? ( ) Nada característico ( ) Pouco característico ( ) Medianamente característico ( ) Muito característico ( ) Sempre característico **Gosto por desafio** Não costumo abandonar um quebra-cabeça ou problema antes que consiga resolvê-lo? ( ) Nada característico ( ) Pouco característico ( ) Medianamente característico ( ) Muito característico ( ) Sempre característico

Preencha os espaços que melhor indique características de seu temperamento (vide legenda)

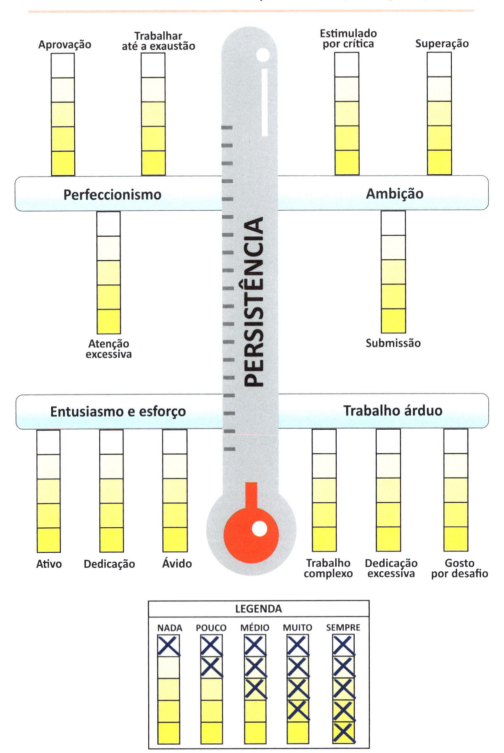

CARÁTER
AUTODIRECIONAMENTO

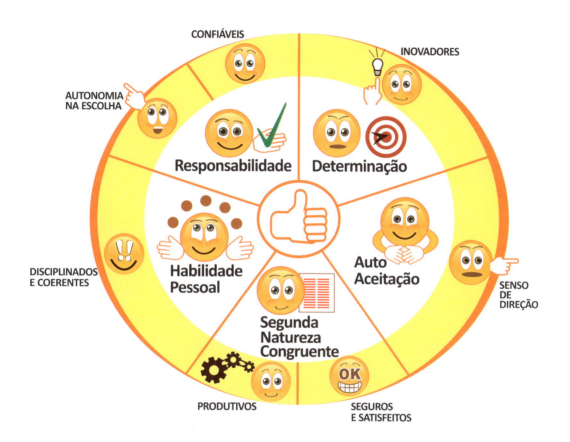

Altos Escores	Baixos Escores
• Realistas • Efetivos • Adaptados	• Poucos confiáveis • Impotentes • Incapazes

INTERROGATÓRIO DE INVESTIGAÇÃO

AUTODIRECIONAMENTO

Adaptação do comportamento de acordo com objetivos escolhidos
individualmente, baseados em uma avaliação realista dos fatos

Responsabilidade	Determinação
Confiáveis Frequentemente as pessoas me procuram para dividir suas coisas, inclusive responsabilidades? ( ) Nada característico ( ) Pouco característico ( ) Medianamente característico ( ) Muito característico ( ) Sempre característico **Autonomia na escolha** Quando planejo alguma coisa, procuro seguir minhas intenções e observações? ( ) Nada característico ( ) Pouco característico ( ) Medianamente característico ( ) Muito característico ( ) Sempre característico	**Inovadores** Gosto de fazer coisas novas e diferentes? ( ) Nada característico ( ) Pouco característico ( ) Medianamente característico ( ) Muito característico ( ) Sempre característico
Habilidade pessoal	**Autoaceitação**
Disciplinados e coerentes Gosto de começar logo, e permanecer trabalhando até completar qualquer atividade que realizo? ( ) Nada característico ( ) Pouco característico ( ) Medianamente característico ( ) Muito característico ( ) Sempre característico	**Senso de direção** Gosto de concluir qualquer trabalho ou tarefa que tenha começado? ( ) Nada característico ( ) Pouco característico ( ) Medianamente característico ( ) Muito característico ( ) Sempre característico

Segunda Natureza Congruente

(Capacidade do indivíduo de superação, de conseguir com facilidade
estabelecer metas e flexibilidade cognitiva para adaptação)

Produtivos
Tenho facilidade com objetivos em longo prazo e grandes projetos?
( ) Nada característico
( ) Pouco característico
( ) Medianamente característico
( ) Muito característico
( ) Sempre característico

Seguros e satisfeitos
Na maior parte do tempo me sinto satisfeito com a minha vida?
( ) Nada característico
( ) Pouco característico
( ) Medianamente característico
( ) Muito característico
( ) Sempre característico

Preencha os espaços que melhor indique características de seu temperamento (vide legenda)

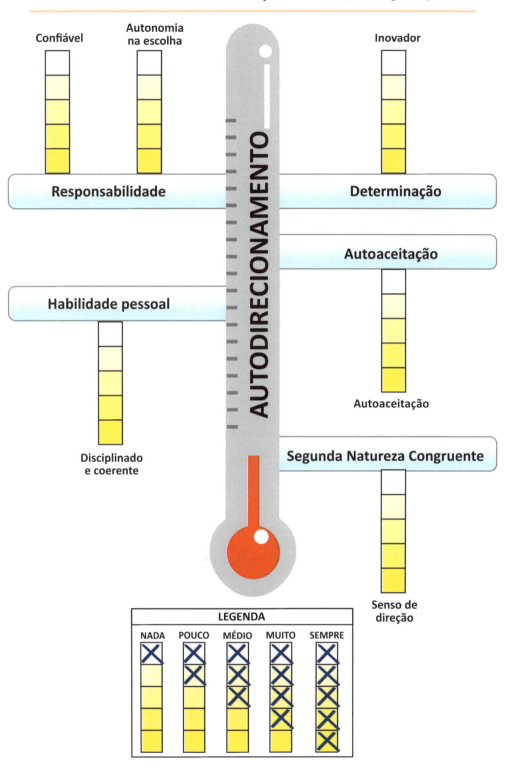

COOPERATIVIDADE

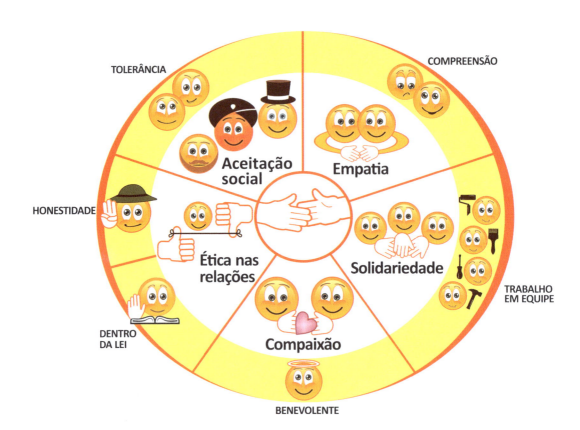

Altos Escores	Baixos Escores
• Tolerantes	• Intolerantes
• Amáveis	• Críticos
• Idôneos	• Inaptos

INTERROGATÓRIO DE INVESTIGAÇÃO

COOPERATIVIDADE

Intensidade com a qual os indivíduos se consideram
partes integrantes da sociedade humana

Aceitação social	Empatia
Tolerância Tenho paciência para lidar com as dificuldades e erros dos outros? ( ) Nada característico ( ) Pouco característico ( ) Medianamente característico ( ) Muito característico ( ) Sempre característico	**Compreensão** Gosto de entender como as pessoas se sentem a respeito das situações que elas enfrentam? ( ) Nada característico ( ) Pouco característico ( ) Medianamente característico ( ) Muito característico ( ) Sempre característico
Ética nas relações	Solidariedade
Honestidade Busco ser coerente e correto? ( ) Nada característico ( ) Pouco característico ( ) Medianamente característico ( ) Muito característico ( ) Sempre característico **Dentro da lei** Tenho facilidade em seguir normas e fazer o que é esperado? ( ) Nada característico ( ) Pouco característico ( ) Medianamente característico ( ) Muito característico ( ) Sempre característico	**Trabalho em equipe** Prefiro fazer coisas em equipe a fazer sozinho? ( ) Nada característico ( ) Pouco característico ( ) Medianamente característico ( ) Muito característico ( ) Sempre característico

Compaixão

Benevolência
Gosto de ajudar pessoas que tem menos sorte do que eu?
( ) Nada característico
( ) Pouco característico
( ) Medianamente característico
( ) Muito característico
( ) Sempre característico

Preencha os espaços que melhor indique características de seu temperamento (vide legenda)

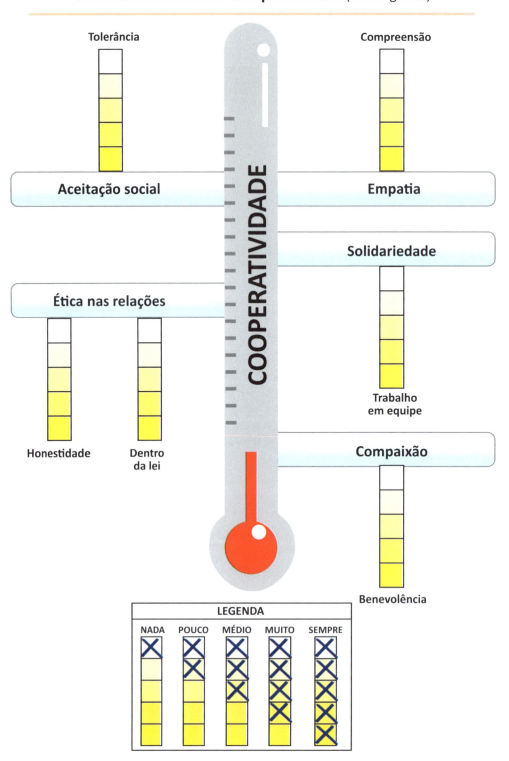

AUTOTRANSCENDÊNCIA

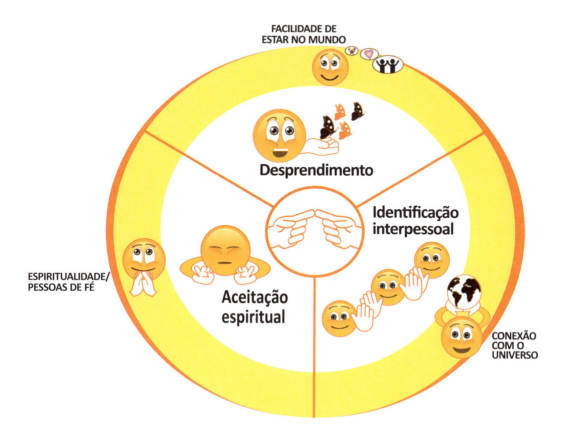

Altos Escores	Baixos Escores
• Espirituosos • Despretenciosos • Humildes • Satisfeitos	• Lógicos • Materialistas • Desconfiados

 BAIXOS ESCORES – Possibilidade de associação com o Transtorno de Personalidade Esquizoide.

 ALTOS ESCORES – Possibilidade de associação com o Transtorno de Personalidade Esquizotípica.

INTERROGATÓRIO DE INVESTIGAÇÃO

AUTOTRANSCENDÊNCIA

Intensidade com a qual as pessoas se consideram
partes integrais do universo como um todo

Desprendimento	Aceitação espiritual
Facilidade de estar no mundo Não me aprisiono as necessidades materiais? ( ) Nada característico ( ) Pouco característico ( ) Medianamente característico ( ) Muito característico ( ) Sempre característico	**Espiritualidade/pessoas de fé** Acredito que a fé move o mundo? ( ) Nada característico ( ) Pouco característico ( ) Medianamente característico ( ) Muito característico ( ) Sempre característico

Identificação interpessoal
Conexão com o universo Acredito que estamos todos ligados pela mesma energia? ( ) Nada característico ( ) Pouco característico ( ) Medianamente característico ( ) Muito característico ( ) Sempre característico

Preencha os espaços que melhor indique características de seu temperamento (vide legenda)

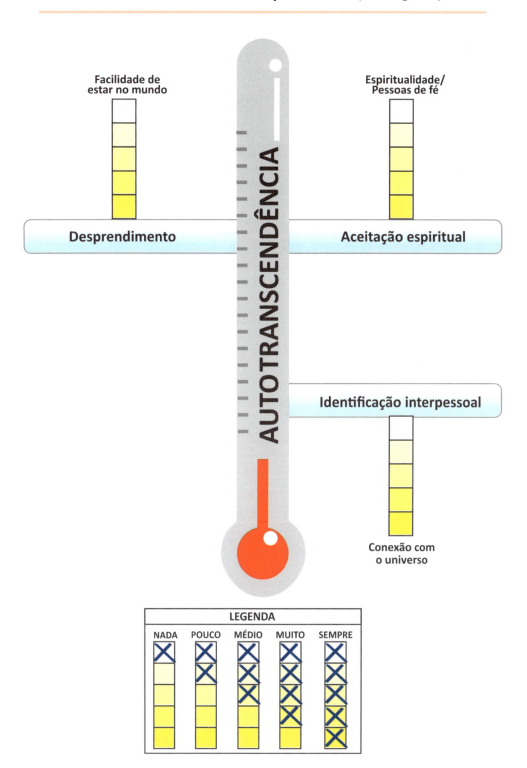

SEÇÃO II

TRANSTORNOS DE PERSONALIDADE

F60 TRANSTORNOS DE PERSONALIDADE

▸ É um conjunto peculiar e integrado de traços da personalidade (sentir, pensar e agir) que se manifesta dentro de padrões permanentes, persistentes e mal-adaptativos, que impactam a vida social e pessoal do indivíduo.

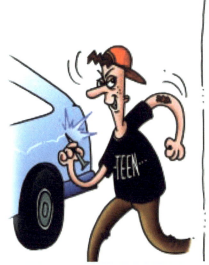
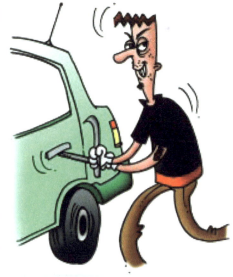

DIAGNÓSTICO CLÍNICO

CID 10

O modo de ser próprio do indivíduo e a sua maneira permanente de vivenciar e se comportar desviam-se de forma significativa das normas aceitas e esperadas pela própria cultura. Esse desvio deve manifestar-se em mais de uma das seguintes áreas:

DSM V

Um padrão permanente de experiência interna e de comportamento que se afasta evidentemente das expectativas da cultura do sujeito. Esse padrão manifesta-se em duas (ou mais) das seguintes áreas:

Diagrama

- **COGNIÇÃO**
- **AFETIVIDADE**
- **ATIVIDADE INTERPESSOAL**
- **CONTROLE DOS IMPULSOS (Comportamento)**

CID 10

- O desvio deve manifestar-se de forma generalizada como um comportamento rígido e desadaptativo que interfere em uma ampla gama de situações pessoais e sociais.
- Produz-se mal-estar geral, efeito negativo no entorno social ou outras áreas.
- Evidência de que o desvio é estável e de longa duração, com início no final da infância ou na adolescência.
- O desvio não pode ser explicado como consequência ou manifestação de outros transtornos mentais do adulto.
- O desvio não se deve a uma enfermidade do sistema nervoso central, traumatismo ou disfunção cerebrais.

DSM V

- Esse padrão persistente é inflexível e se estende a uma ampla gama de situações pessoais e sociais.
- Provoca mal-estar clinicamente significativo ou deteriorização social, trabalhista ou de outras áreas importantes.
- É estável e de longa duração, e seu início remonta pelo menos à adolescência ou ao começo da idade adulta.
- Não é atribuível a uma manifestação ou a uma consequência de outro transtorno mental.
- Não se deve aos efeitos fisiológicos diretos de uma substância psicoativa nem a uma enfermidade médica.

REFERENCIAL TEÓRICO PROPOSTO

Vicente E. CABALLO
Psicólogo espanhol

– Doutor em Psicologia pela Universidade Autônoma de Madri e Catedrático de Psicopatologia na Universidade de Granada (Espanha).
– Autor de diversos livros, entre eles, *Manual de Transtornos de Personalidade* (2014).
– Desenvolveu o Questionário Exploratório da Personalidade (CEPER, 1997) – Anexo I.

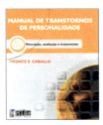

Obra: *Manual de Transtornos de Personalidade*, 2014.

TRANSTORNO DE PERSONALIDADE (Caballo)

- Está profundamente enraizado e é de natureza inflexível
- É desadaptativo, especialmente em contextos interpessoais
- É relativamente estável ao longo do tempo
- Prejudica de forma significativa a capacidade da pessoa para funcionar

TIPOS DE TRANSTORNOS DE PERSONALIDADE

- Modelo inspirado no DSM V.
- As personalidades se organizam em três grupos com base nas seguintes características destacadas:

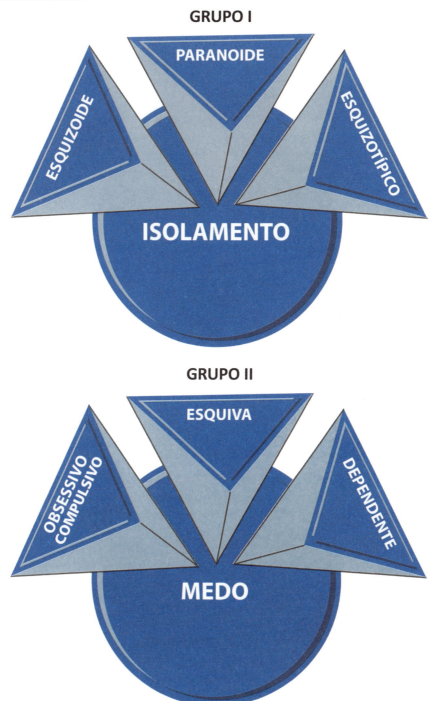

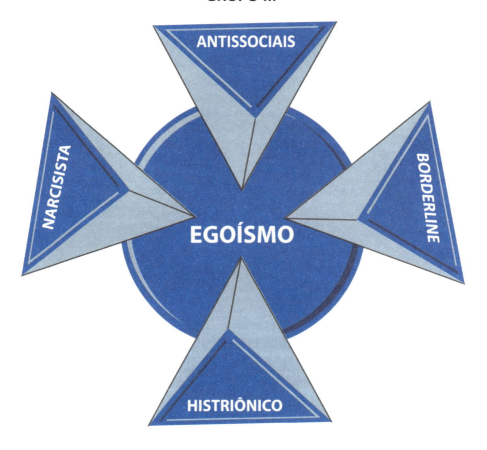

Obs. 1:
O Transtorno de Personalidade Explosiva do CID 10 não foi considerado neste grupo, e foi incluído como Transtorno Explosivo Intermitente no capítulo dos Transtornos do Controle de Impulsos.

Obs. 2:
Caballo ainda refere Outros Transtornos de Personalidade:
• Transtornos da Personalidade Não Especificados (Passivo-Agressiva e Depressiva);
• Transtornos da Personalidade Relegados e Esquecidos (Autodestrutiva-Masoquista e Sádica);
• Alterações e Mudanças de Personalidade após Lesão Cerebral.

- É a chamada psicopatia ou personalidade psicopática.
- 70 a 85% geram processos criminais.
- 50% dos pacientes psiquiátricos apresentam um transtorno de personalidade.

HISTÓRIA DO CONCEITO DE PERSONALIDADE PSICOPÁTICA

Girolamo Cardano
1501-1576

"Improbidade"

Primeiras descrições registradas pela medicina, sobre algum comportamento que pudesse identificar a idéia de psicopatia.
Não alcançava a insanidade total, porque preservava a aptidão para dirigir as próprias vontades.

Philippe Pinel
1745-1826

"Maniesans delire" - 1809

Prejuízo afetivo sem prejuízo da capacidade de compreensão.

Benjamim Rush
1746-1813

"Moral alienation ofthemind" - 1812

Atos repreensíveis são manifestações de doença mental.

James C. Prichard
1786-1848

"Doenças do sistema nervoso" – 1832.
"Tratado sobre a demência e outros distúrbios que afetam a mente" – 1835.

Insanidade moral - Gama de desordens do comportamento que tinham em comum a ausência de delírios.

Jean-Etienne Dominique Esquirol
1772-1840

"Monomanie" – 1838

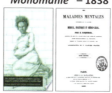

Espécie de insanidade caracterizada por **delírios fixos e específicos**. O comportamento é a única evidência dos referidos delírios.

Bénédict Augustin Morel
1809-1873

"Degenerações" – 1857

Teoria Geral da Degeneração. Procurou respostas para doença mental na hereditariedade.

Cesare Lombroso
1835-1909

"Gênio e Loucura" – 1872.
"O Homem Delinquente" – 1876.
"O Delito" – 1891.

Correlação entre personalidades e tendência inata ao crime.

Julius Ludwing Koch
1841-1908

"Inferioridade Psicopática" 1891.

Emprego do termo "psicopatia" pela primeira vez.
As inferioridades psicopáticas eram congênitas e permanentes.

Emil Kraepelin
1856-1926

"Personalidade Psicopática" 1904.

Para classificar tipos que não são neuróticos nem psicóticos e também não estão incluídas no esquema de mania-depressão.
Início da fronteira entre psicose e psicopatia.

Ernst Kretschmer
1888-1964

"Biotipo e Temperamento" – 1921.
"Sobre la Histeria" – 1928.
"La Personalidade de los Atléticos" – 1936.

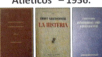

Relação entre tipo físico, características da personalidade e transtornos mentais.
Personalidade Psicopática é uma forma atenuada de transtorno mental.

Kurt Schneider
1887-1967

"Las Personalidades Psicopáticas" – 1923

Tipologia de características da personalidade.
"Sofrem com sua anormalidade de personalidade ou que fazem sofrer a sociedade."

Hervey M. Cleclkey
1903-1984

"The Mask of Sanity" – 1941

O primeiro estudo detalhado sobre personalidade psicopática.
"A pessoa mostra sinais de ausência de sentimento de culpa, apresenta charme superficial, egocentrismo, incapacidade de amar, de ter remorso e vergonha, e incapacidade de aprender com as experiências passadas."

Henri Ey
1900-1977

"Tratado de Psiquiatria"
– 1955

Inclui as **personalidades psicopáticas** dentro dos capítulos das doenças mentais crônicas, **considerando-as como** desequilíbrio psíquico resultante das anomalias de características.
Ex.: impulsividade e antissociabilidade.

COMORBIDADES

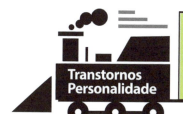

- Transtornos Personalidade
- Transtornos por drogas: 70 a 90%
- Transtornos por álcool: 60 a 70%
- Ambulatório: 30 a 50% (9,7% Boderline, 8,2% Obsessivo-compulsivo)

EPIDEMIOLOGIA/PREVALÊNCIA

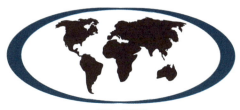

10 a 20%

Transtornos mais frequentes: paranoide, antissocial e obsessiva-compulsiva.

- Inventário Clínico Multiaxial de Millon – III (Millon Clinical Multiaxial Inventory-III) – MCMI-III

- Inventário Multifásico de Personalidade de Minnesota (Minnesota Multiphasic Personality Inventory) – MMPI

- "Questionário de Transtornos da Personalidade" (Personality Disorder Questionnaire) – PDQ

- "Avaliação Dimensional dos Problemas de Personalidade" (Dimensional Assessment of Personality Problems) – DAPP-BQ.

- "Inventário Collidge do Eixo III" (Coolidge Axis-II Inventory) – CATI

- "Questionário de Diagnóstico da Personalidade" (Personality Diagnostic Questionnaire) – PDQ

- Questionário da Personalidade Adaptativa e Não Adaptativa" (Schedule of Non Adaptative and Adaptative Personality) – SNAP.

- "Inventário para os Transtornos da Personalidade de Wisconsin" (Wisconsin Personality Disorders Inventory) – WISPI-IV.

- "A Entrevista Clínica Estruturada para o DSM-IV" (Structured Clinical Interview for DSM-IV.Axis III) – SCID-II.

- "Entrevista Estruturada para os Transtornos da Personalidade" (Structured Interview for Personality Disorders) – SIPD.

- "Esquema para Avaliação da Personalidade" (Personality Assessment Schedute) – PAS.

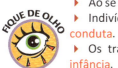

- Ao se fazer esse diagnóstico, deve se considerar o meio cultural para evitar excessos.
- Indivíduos com menos de 18 anos devem receber o diagnóstico de transtorno de conduta.
- Os traços nocivos são evidentes na adolescência, mas pode haver indícios na infância.
- **Curso estável e prognóstico desalentador.**

- **Recusa de auxílio psiquiátrico**, pois seu comportamento mal adaptativo não lhes causa desconforto, porém pode causar à sociedade.

F60.0 TRANSTORNO DE PERSONALIDADE PARANOIDE

▸ Caracterizado por suspeita e desconfiança fixa em relação às pessoas.

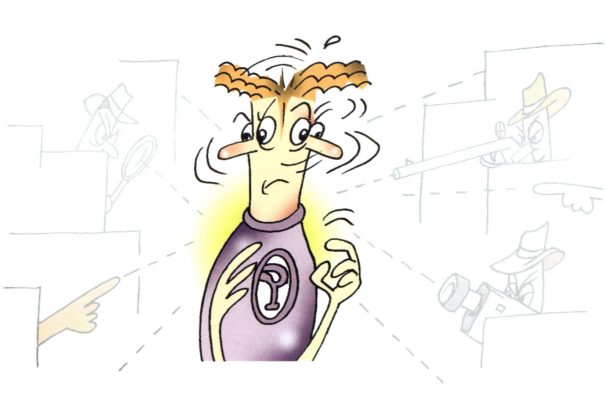

DIAGNÓSTICO CLÍNICO

CID 10

Devem ser atendidos os critérios gerais do transtorno da personalidade.
Devem estar presentes pelo menos três dos seguintes sintomas:

Preocupação com "conspirações" sem fundamento nos acontecimentos do ambiente imediato ou no mundo em geral.

Desconfiança e tendência generalizada a distorcer as próprias experiências, interpretando as manifestações neutras ou amistosas dos outros como hostis ou depreciativas.

Incapacidade para perdoar ofensas, preconceitos e predisposição a rancores persistentes.

Predisposição a ciúme patológico.

Sensibilidade excessiva aos contratempos.

Senso combativo e tenaz dos próprios direitos à margem da realidade.

Predisposição a sentir-se excessivamente importante, evidenciada por uma atitude autorreferencial constante.

DSM V

Desconfiança e suspeita difusa dos outros, de modo que suas motivações são interpretadas como malévolas, que surge no início da vida adulta e está presente em vários contextos, conforme indicado por quatro (ou mais) dos seguintes:

Suspeita, sem embasamento suficiente, de estar sendo explorado, maltratado ou enganado por outros.

Preocupa-se com dúvidas injustificadas acerca da lealdade ou da confiabilidade de amigos e sócios.

Reluta em confiar nos outros devido a medo infundado de que as informações serão usadas maldosamente contra si.

Percebe significados ocultos humilhantes ou ameaçadores em comentários ou eventos benignos.

Guarda rancores de forma persistente (i.e., não perdoa insultos, injúrias ou desprezo).

Percebe ataques a seu caráter ou reputação que não são percebidos pelos outros e reage com raiva ou contra-ataca rapidamente.

Tem suspeitas recorrentes e injustificadas acerca da fidelidade do cônjuge ou parceiro sexual.

TRAÇOS DA PERSONALIDADE PARANOIDE, SEGUNDO OLDHAM E MORRIS (1995)

▸ Avaliam as pessoas antes de estabelecer uma relação com elas.
▸ Não precisam da aprovação nem do conselho dos demais para tomar suas decisões.
▸ São bons receptores para captar sutilezas e múltiplos níveis de comunicação.
▸ Não têm problemas para se defender quando atacados.
▸ Não se intimidam pelas críticas, as quais levam a sério.
▸ Concedem um grande valor à fidelidade e à lealdade.
▸ Preocupam-se em manter sua independência em todos os aspectos de suas vidas.
▸ São reservados e cautelosos em suas relações, sem chegar a ser antipáticos nem a evitar essas situações.
▸ Não se entregam inteiros em suas relações mais íntimas.
▸ São muito habilidosos para analisar os demais.

CARACTERÍSTICAS CLÍNICAS, SEGUNDO CABALLO

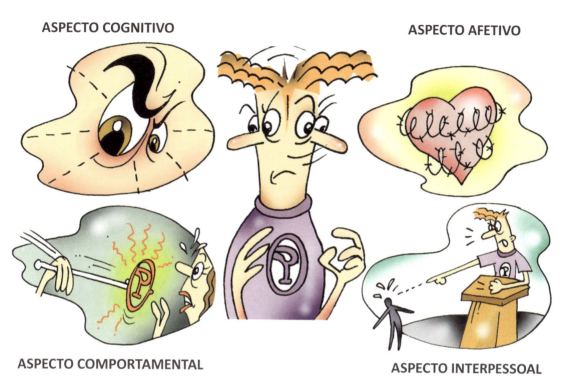

Aspectos Cognitivos do Transtorno de Personalidade Paranoide

- São reticentes a fazer confidências e a depender dos demais.
- Têm ideias persistentes de autorreferência.
- Sentem-se perseguidos.
- Estão em constante alerta em relação ao que ocorre ao seu redor.
- São céticos, arredios, cínicos e desconfiados com os demais.
- Sentem preocupação pelas intenções dos demais e pelos perigos do ambiente.
- Interpretam erroneamente, com frequência, as intenções e os motivos dos demais.
- Percebem o mundo como hostil e ameaçador.
- Temem ser usados, humilhados ou dominados pelos demais.
- São incapazes de compartilhar suas perspectivas e atitudes.
- São incapazes de aceitar seus próprios erros e debilidades.
- São muito sensíveis às críticas, sentem-se facilmente ofendidos e humilhados.
- Ressentem-se facilmente diante da autoridade.
- Evitam sentirem-se culpados ou responsáveis.
- Estão preocupados com o poder e a liderança.
- Sentem-se muito importantes e orgulhosos de sua independência.

Aspectos Afetivos do Transtorno de Personalidade Paranoide

▸ Experimentam grande ansiedade, sentem que perdem o controle.
▸ Tensos de forma contínua.
▸ Frios, pouco emotivos e insensíveis ao sofrimento alheio.
▸ As emoções que mais manifestam são a ira e o ciúme.
▸ Sensibilidade emocional excessiva.
▸ Facilmente irritáveis.
▸ Sem senso de humor.

Aspectos Comportamentais do Transtorno de Personalidade Paranoide

▸ São hipervigilantes, centram o olhar naquilo ao seu redor que lhes chama a atenção.
▸ Realizam movimentos rápidos diante de qualquer sinal de insegurança ao seu redor.
▸ São provocadores e corrosivos com os demais.
▸ Costumam interrogar os outros.
▸ Fala coerente, embora geralmente baseada em falsas premissas.
▸ Na defensiva, têm muito cuidado com o modo como se mostram diante dos demais.
▸ Reagem facilmente com enfado.
▸ São vingativos com os que consideram seus inimigos.
▸ Aparência fria e controladora.
▸ Estão isolados, distantes.
▸ Comprovação contínua da lealdade e fidelidade dos seus.

Aspectos Interpessoais do Transtorno de Personalidade Paranoide

Visão dos demais
- Injustos, maliciosos, preconceituosos, ameaçadores.
- Indiferentes, imprevisíveis, exigentes, abusados.

Visão de si mesmo
- Diferente, justo, inocente, nobre, vulnerável, superior.

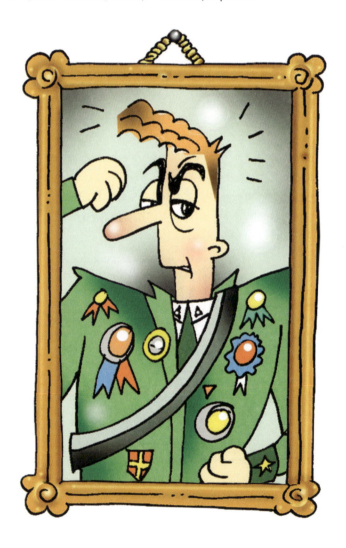

TRANSTORNO DE PERSONALIDADE PARANOIDE NA HISTÓRIA

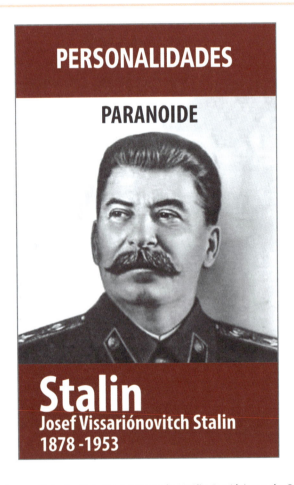

    Foi secretário-geral do Partido Comunista da União Soviética e do Comitê Central a partir de 1922 até a sua morte em 1953, sendo assim o líder da União Soviética.

    Toda a vida de Stálin serviu para que ele galgasse e mantivesse mais poder. Pena de quem cruzasse seu caminho: sua única incerteza era: "Prender ou executar?" A explicação de Stálin para mandar milhares de pessoas para campos de trabalho forçado na Sibéria, onde muitos morriam de frio, fome e esgotamento, eram sempre questões "políticas" – não importava se a desconfiança viesse de uma denúncia, de um sonho, de um estalo.

    Apesar dos progressos e avanços conquistados, o regime de Stalin também foi marcado por violações constantes de direitos humanos, massacres, expurgos e execuções extrajudiciais de milhares de pessoas e fome. Estima-se que entre 20 e 60 milhões de pessoas tenham morrido durante seus 30 anos de governo.

    Ganhou notoriedade por mandar matar alguns de seus colaboradores e até suas esposas. Assim, se tornou o líder de um culto paranoico, misto de adoração e medo, que duraram três décadas e custou a vida de milhões, até que morresse, em 1953, de infarto.

TRANSTORNO DE PERSONALIDADE PARANOIDE NO CINEMA

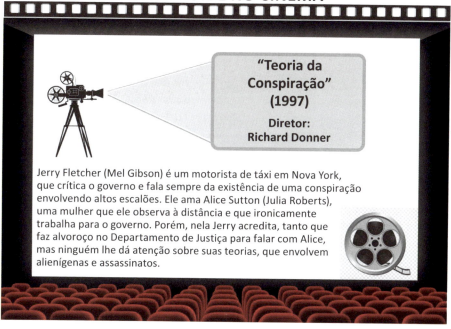

"Teoria da Conspiração" (1997)

Diretor: Richard Donner

Jerry Fletcher (Mel Gibson) é um motorista de táxi em Nova York, que crítica o governo e fala sempre da existência de uma conspiração envolvendo altos escalões. Ele ama Alice Sutton (Julia Roberts), uma mulher que ele observa à distância e que ironicamente trabalha para o governo. Porém, nela Jerry acredita, tanto que faz alvoroço no Departamento de Justiça para falar com Alice, mas ninguém lhe dá atenção sobre suas teorias, que envolvem alienígenas e assassinatos.

TRANSTORNO DE PERSONALIDADE PARANOIDE NA ARTE

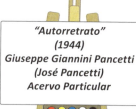
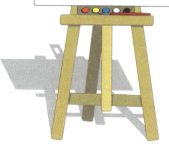

"Autorretrato"
(1944)
Giuseppe Giannini Pancetti
(José Pancetti)
Acervo Particular

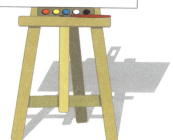

A obra expressa o olhar atento e desconfiado do próprio artista.

▶ Kurt Schneider o chamou de personalidade psicopática fanática.

COMORBIDADES

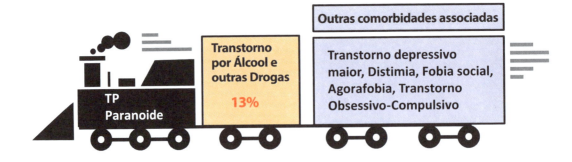

EPIDEMIOLOGIA/PREVALÊNCIA

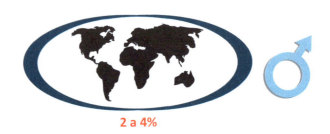

2 a 4%

- Prevalência em parentes de pacientes esquizofrênicos.
- Fatores genéticos.
- Dificuldades familiares precoces.

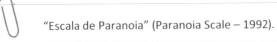
"Escala de Paranoia" (Paranoia Scale – 1992).

"Questionário de Si Mesmo como Objetivo" (Self-as-Target Questionnaire – 1984).

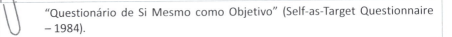
No teste MMPI-II, é comum uma pontuação elevada na escala de paranoia.

- NÃO É Transtorno Delirante.
- NÃO É Esquizofrenia Paranoide.
- NÃO É Transtorno de Personalidade *Borderline*.
- Mudança de personalidade devido à outra condição médica no sistema nervoso central.

- É provável que se envolvam em situações que impliquem risco para sua vida e para a dos demais, quando tentam comprovar as suspeitas (infidelidade, perseguição) que acreditam ser reais.
- Apresentam frequentes problemas profissionais.
- Riscos de condutas violentas (até homicídio) quando estão descontrolados.

Riscos nos relacionamentos
- Muitos conflitos nas relações íntimas.
- Manter sempre atitude respeitosa, sendo o menos invasivo possível, dando-lhe a impressão de controle da relação.
- Se necessário a crítica, fazê-la com diplomacia.

Evitar
- Brincadeiras.
- Gestos de desrespeito.
- Não cumprimento dos compromissos.

F60.1 TRANSTORNO DE PERSONALIDADE ESQUIZOIDE

▸ Padrão difuso de distanciamento das relações sociais e restrição na expressão de emoções.

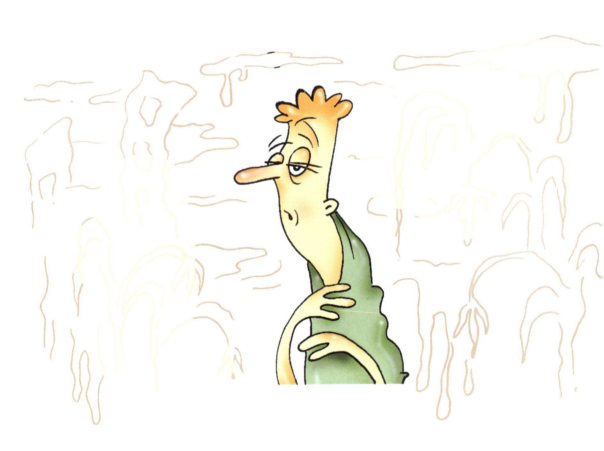

DIAGNÓSTICO CLÍNICO

CID 10

Devem ser atendidos os critérios gerais do transtorno da personalidade.
Devem estar presentes pelo menos três dos seguintes sintomas:

Ausência de relações pessoais íntimas e de mútua intimidade, limitadas a uma só pessoa, ou do desejo de poder tê-las.

Atividades solitárias acompanhadas de uma atitude de reserva.

Pouco interesse pelas relações sexuais com outras pessoas (levando em conta a idade).

Incapacidade de sentir prazer (anedonia).

Resposta pobre aos elogios ou às críticas.

Incapacidade para expressar sentimentos de simpatia e ternura ou de ira aos outros.

Frieza emocional, desapego ou embotamento afetivo.

Acentuada preferência por devaneios fantásticos, por atividades solitárias, acompanhada de uma atitude de reserva e introspecção.

Acentuada dificuldade para reconhecer e respeitar normas sociais, o que o que resulta em comportamento excêntrico.

DSM V

Um padrão difuso de distanciamento das relações sociais e uma faixa restrita de expressão de emoções em contextos interpessoais que surgem no início da vida adulta e estão presentes em vários contextos, conforme indicado por quatro (ou mais) dos seguintes:

Não deseja nem desfruta de relações íntimas, inclusive ser parte de uma família.

Quase sempre opta por atividades solitárias.

Manifesta pouco ou nenhum interesse em ter experiências sexuais com outra pessoa.

Tem prazer em poucas atividades, por vezes em nenhuma.

Não tem amigos próximos ou confidentes que não sejam os familiares de primeiro grau.

Mostra-se indiferente ao elogio ou à crítica de outros.

Demonstra frieza emocional, distanciamento ou embotamento afetivo.

TRAÇOS DA PERSONALIDADE ESQUIZOIDE, SEGUNDO OLDHAM E MORRIS (1995)

- Encontram-se mais confortáveis estando em solidão.
- Não requerem companhia dos demais para desfrutar de experiências nem para se desenvolver nas diferentes áreas de sua vida.
- Têm um temperamento desapaixonado e pouco sentimental.
- Podem desfrutar do sexo, especialmente como relaxante de tensões, mas são capazes de prescindir de uma relação sexual contínua.
- Não se deixam levar nem por elogios nem por críticas.
- Não sentem hostilidade em relação aos demais.
- Tem dificuldade em interpretar e compreender os sinais emocionais e os sentimentos dos outros.
- Não satisfazem as necessidades emocionais das pessoas mais próximas.
- Encontram muitas gratificações na vida que desfrutam em solidão e raramente se aborrecem.
- São bons trabalhadores, embora não apresentam habilidade para o trabalho em equipe e para relacionar-se com o público.
- Dificilmente tolera contato visual.

Podem aparecer os seguintes sinais na infância ou na adolescência:
- Isolamento.
- Baixo rendimento escolar.
- Ansiedade social.
- Hipersensibilidade.
- Comportamentos estranhos que chamam a atenção dos demais.

CARACTERÍSTICAS CLÍNICAS, SEGUNDO CABALLO

ASPECTO COGNITIVO ASPECTO AFETIVO

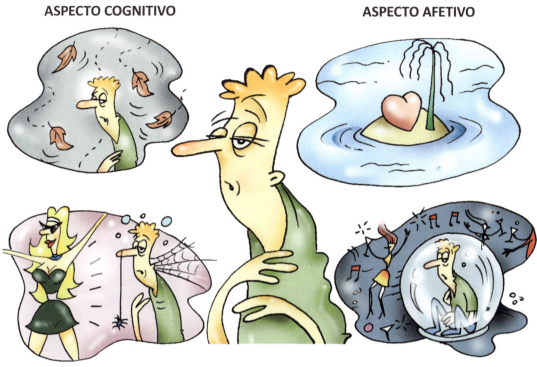

ASPECTO COMPORTAMENTAL ASPECTO INTERPESSOAL

Aspectos Cognitivos do Transtorno de Personalidade Esquizoide

▸ Crença de que os outros não se ocupam com eles.
▸ Não superestimam o potencial real de suas capacidades.
▸ Não apresentam alucinações nem ideias delirantes.
▸ Não acreditam que sua falta de interesse seja patológica.
▸ Apresentam falta de atenção e incapacidade para captar as necessidades dos demais.
▸ Carecem de vida interior.
▸ Possuem mínimos interesses "humanos".
▸ Podem desenvolver interesse em movimentos intelectuais ou modas, mas sem se envolver socialmente.
▸ Têm uma aparente deficiência cognitiva.
▸ Suas fantasias e atividades imaginativas não parecem ir muito além de sua vida real.
▸ São indiferentes ao elogio ou à crítica.
▸ Carecem de ambição.
▸ Mostram pouco interesse nas experiências sexuais e sensoriais.

Aspectos Afetivos do Transtorno de Personalidade Esquizoide

- Baixa ativação emocional.
- Incapacidade de expressar tristeza culpa, alegria, ira ou enfado.
- Respostas emocionais inapropriadas, reprimidas, embotadas.
- Podem estabelecer vínculos emocionais com animais.
- Desejo sexual hipoativo.
- Não desfrutam muito das relações íntimas.

Aspectos Comportamentais do Transtorno de Personalidade Esquizoide

- Movimentos corporais inquietos, apresentando torpor e rigidez gestual.
- Ausência de expressão facial.
- Pouco contato visual.
- Discurso intencional, mas sem elaboração detalhada.
- Tom de voz lento e monótono, mesmo falando de acontecimentos importantes ou traumáticos.
- Parecem hipoativos e chama a atenção a sua falta de vitalidade e de energia.
- Carentes de iniciativa.
- Falta de resposta aos reforços que levariam os demais à ação.
- Preferem atividades solitárias.
- Falta de cordialidade em relação aos demais.

Aspectos Interpessoais do Transtorno de Personalidade Esquizoide

Visão dos demais
▸ Intrusos, estranhos, diferentes.

Visão de si mesmo
▸ Solitário, autossuficiente, independente.

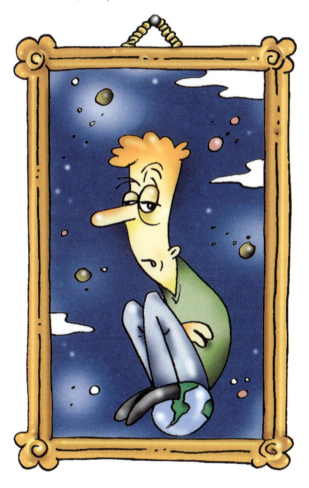

▸ Pode apresentar discurso bizarro (vago, circunstancial, metafórico, estereotipado, palavras e respostas excessivamente concretas ou abstratas).
▸ As anormalidade biológicas são associadas com disfunções crônicas de atenção e cognição e parecem refletir alterações estruturais do S.N.C.
▸ Sob estresse seus portadores podem experimentar sintomas psicóticos transitórios.
▸ Entretanto, o quadro clínico não tem evolução suficiente e nem intensidade que justifique o diagnóstico de psicose reativa ou transtorno esquizofreniforme.

HISTÓRIA DO CONCEITO

Paul Eugen Bleuler
1857-1939

"Textbook of Psychiatry"
– 1924

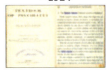

Criou o termo para designar uma tendência para dirigir a atenção para a vida interior em vez de para o mundo exterior.

A pessoa esquizoide e a patologia esquizoide não são entidades que possam ser separadas.

Ronald Fairbairn
1889-1964

"Schizoid Factors in the Personality. Psychoanalytic Studies of the Personality"
– 1940

Refere quatro temas esquizoides centrais:

1) Distância interpessoal como um foco central de preocupação.
2) Mobilização das defesas de autopreservação e autoconfiança.
3) Tensão entre a necessidade de ligação e a necessidade defensiva de distância.
4) Supervalorização do mundo interior face ao mundo exterior.

TRANSTORNO DE PERSONALIDADE ESQUIZOIDE NO CINEMA

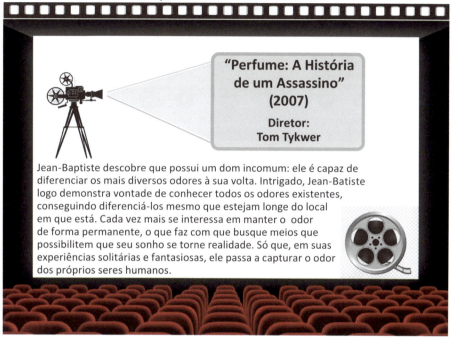

"Perfume: A História de um Assassino" (2007)

Diretor: Tom Tykwer

Jean-Baptiste descobre que possui um dom incomum: ele é capaz de diferenciar os mais diversos odores à sua volta. Intrigado, Jean-Batiste logo demonstra vontade de conhecer todos os odores existentes, conseguindo diferenciá-los mesmo que estejam longe do local em que está. Cada vez mais se interessa em manter o odor de forma permanente, o que faz com que busque meios que possibilitem que seu sonho se torne realidade. Só que, em suas experiências solitárias e fantasiosas, ele passa a capturar o odor dos próprios seres humanos.

TRANSTORNO DE PERSONALIDADE ESQUIZOIDE NA ARTE

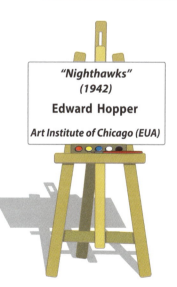

"Nighthawks" (1942)
Edward Hopper
Art Institute of Chicago (EUA)

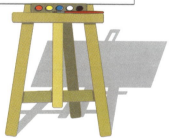

A obra mostra os clientes sentados no balcão de uma lanchonete no início da noite. Retrata o isolamento em um de seus clientes denotando pouco ou nenhum interesse na interação com os demais.

COMORBIDADES

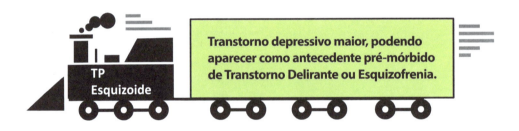

EPIDEMIOLOGIA/PREVALÊNCIA

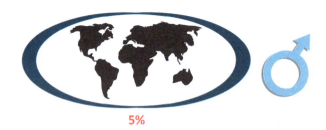

5%

▸ Tem maior prevalência entre parentes biológicos em primeiro grau de pacientes esquizofrênicos.

Aplicação de entrevista, podendo ser complementada com os instrumentos:

Inventário Clínico Multiaxial de Millon-III (Millon Clinical Multiaxial Inventory-III) – MCMI-III.

"A Entrevista Clínica Estruturada para o DSM-IV" (Structured Clinical Interview for DSM-IV. Axis III) – SCID-II.

▸ Redução da atividade monoamina plaquetária ou de aminoxidose plasmática.
▸ Anormalidades nas respostas de potenciais evocados.
▸ Relação ventrículo-cérebro aumentado na TC.
▸ Aumento do líquor e dos níveis plasmáticos de ácido homovanílico.

- NÃO É síndrome de Asperger.
- NÃO É transtorno delirante.
- NÃO É transtorno esquizoide da infância.
- NÃO É esquizofrenia.
- NÃO É transtorno esquizotípico.

- Cerca de 10 a 20% das pessoas portadoras desse transtorno acabam evoluindo para esquizofrenia.
- Riscos profissionais promocionais, se depender de contato com outros.

Riscos nos relacionamentos
- Respeitar seu jeito isolado e não tentar aproximação; valorizar aspectos positivos aparentes ou internos.

F60.8 TRANSTORNO DE PERSONALIDADE ESQUIZOTÍPICA

▶ São padrões de crenças incomuns, que influenciam o comportamento e que são inconsistentes com as normas socias.

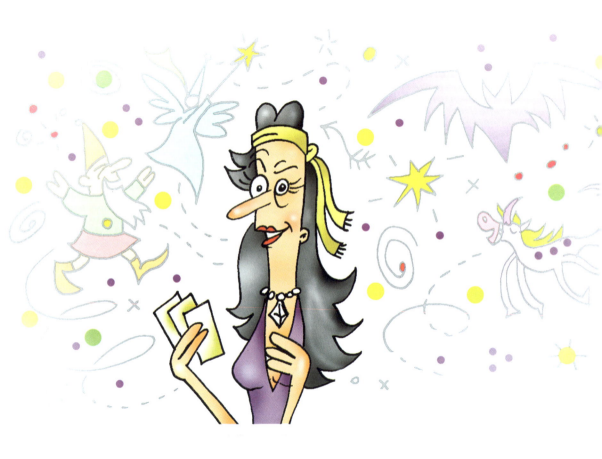

DIAGNÓSTICO CLÍNICO

CID 10

O sujeito deve ter manifestado, de forma contínua ou reiterada, pelo menos quatro das seguintes características:

Ideias de referência, ideias paranoides ou extravagantes, crenças fantásticas e preocupações autistas que não configuram claras ideias delirantes.

Experiências perceptivas extraordinárias como ilusões corporais somatossensoriais ou outras ilusões ou manifestações de despersonalização ocasionais.

Pensamento e linguagem vagos, circunstanciais, metafóricos, muito elaborados e frequentemente estereotipados, sem chegar a uma clara incoerência ou divagação do pensamento.

Ideias paranoides ou desconfiança.

A afetividade é fria e vazia de conteúdo, e frequentemente acompanhada de anedonia.

O comportamento ou a aparência são estranhos, excêntricos ou peculiares.

Empobrecimento das relações pessoais e tendência ao retraimento social.

Ruminações obsessivas sem resistência interna, geralmente sobre conteúdos dismórficos, sexuais ou agressivos.

Episódios quase psicóticos, ocasionais e transitórios, com alucinações visuais e auditivas intensas e ideias pseudodelirantes, que normalmente se desencadeiam sem provocação externa.

DSM V

Um padrão difuso de déficits sociais e interpessoais marcado por desconforto agudo e capacidade reduzida para relacionamentos íntimos, além de distorções cognitivas ou perceptivas e comportamento excêntrico, que surge no início da vida adulta e está presente em vários contextos, conforme indicado por cinco (ou mais) dos seguintes:

Ideias de referência (excluindo delírios de referência).

Crenças estranhas ou pensamento mágico que influenciam o comportamento e são inconsistentes com as normas subculturais (p. ex., superstições, crença em clarividência, telepatia ou "sexto sentido"; em crianças e adolescentes, fantasias ou preocupações bizarras).

Experiências perceptivas incomuns, incluindo ilusões corporais.

Pensamento e discurso estranhos (p. ex., vago, circunstancial, metafórico, excessivamente elaborado ou estereotipado).

Desconfiança ou ideação paranoide.

Afeto inadequado ou constrito.

Comportamento ou aparência estranha, excêntrica ou peculiar.

Ausência de amigos próximos ou confidentes que não sejam parentes de primeiro grau.

Ansiedade social excessiva que não diminui com o convívio e que tende a estar associada mais a temores paranoides do que a julgamentos negativos sobre si mesmo.

TRAÇOS DA PERSONALIDADE ESQUIZOTÍPICA, SEGUNDO OLDHAM E MORRIS (1995)

- Baseiam-se em seus próprios sentimentos e crenças, não importando se os outros compreendem a sua maneira de ver o mundo.
- São muito independentes e não precisam de interações sociais.
- Conseguem uma vida original e interessante à margem dos convencionalismos.
- Mostram grande interesse pelo sobrenatural e pela metafísica.
- São muito sensíveis à forma como os demais reagem a eles.
- Comparados com os outros, frequentemente parecem estar loucos.
- São curiosos, criativos e têm mente e imaginação amplas.
- São muito inconformistas com o convencional.
- Buscam companhia em indivíduos similares a eles, embora prefiram não ter muitas relações e basear-se somente em seus princípios originais.
- Levam uma vida extravagante e insólita para os demais e não procuram moldar-se ao estabelecido.
- Não costumam ser competitivos nem ambiciosos.
- Têm grande capacidade de concentração e para desconectar-se também.

Comportamentos manifestos na infância e na adolescência:
- Atividades solitárias.
- Altas taxas de fobia social.
- Hipersensibilidade.
- Baixo rendimento escolar.
- Pensamento e linguagem peculiar.

CARACTERÍSTICAS CLÍNICAS, SEGUNDO CABALLO

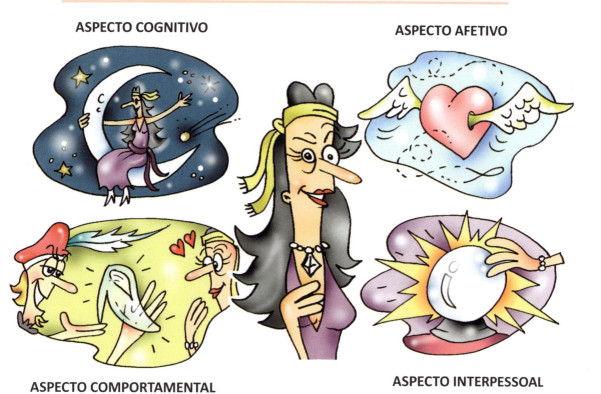

Aspectos Cognitivos do Transtorno de Personalidade Esquizotípica

- Intimamente incessíveis (inacessível).
- Incapazes de organizar seus pensamentos de forma lógica.
- Pensamento mágico, supersticioso.
- Ilusões recorrentes acerca de uma pessoa ou força não real.
- Pensamento psicótico transitório diante de situações de estresse.
- Idéias de referência.
- Distorções perceptivas.
- Fantasias estranhas.
- Experiências místicas.
- Suspeita e desconfiança dos demais.
- Geralmente se sentem irreais ou perdidos.
- Incapazes de estar confortáveis interagindo com os demais.
- Falta de espontaneidade, de ambição e de interesse vital.
- Interpretação das coisas de forma distinta à maioria.
- Dificuldade para diferenciar o que é relevante do que não é.

Aspectos Afetivos do Transtorno de Personalidade Esquizotípica

▸ Ansiedade diante do menor desafio social.
▸ Afetividade restrita ou inapropriada.
▸ Anedonia.
▸ Com frequência, expressão emocional sem relação com o contexto.
▸ Sensíveis à ira.
▸ Frequentes ataques de depressão e ansiedade.

Aspectos Comportamentais do Transtorno de Personalidade Esquizotípica

▸ Comportamentos excêntricos.
▸ Senso de humor absurdo.
▸ Socialmente ineptos, encontram-se isolados dos demais.
▸ Estranhos padrões de linguagem.
▸ Vestimenta peculiar ou desalinhada.
▸ Não respondem a gestos convencionais como o sorriso ou a sinais de assentimento (aprovação).
▸ Aparência de fria e reservada a agitada e excitável.

Aspectos Interpessoais do Transtorno de Personalidade Esquizotípica

Visão dos demais
- Estranhos, ameaçadores, hostis.

Visão de si mesmo
- Diferentes, especiais, interessantes, independentes.

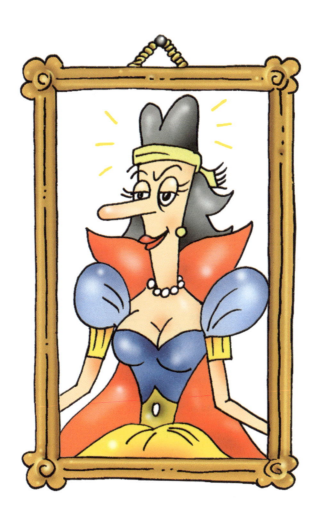

HISTÓRIA DO CONCEITO

Sándor Radó
1890-1972

"Psychoanalysis of Behavior" – 1956

Cunhou o termo com uma abreviação da expressão psicodinâmica **"genótipo esquizofrênico"**, considerando que o Esquizotípico, armazenava o potencial de uma descompensação psicótica esquizofrênica completa.

Paul Everett Meehl
1920-2003

"Clinical versus Statistical Prediction. Schizoataxia, Schizotypyc, Schizophrenia" – 1962

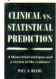

Distinguiu a esquizotipia como uma organização da personalidade que tinha o potencial de descompensar; e a esquizofrenia como a síndrome completa.

Theodore Millon
1928-2014

"Modern Psychopatology: a Biosocial Approach Maladaptative Learning and Functioning. Disorders of Personality" – DSM III – Axis II – 1981

Conceituou o Transtorno de Personalidade Esquizotípica como uma variação mais grave do Transtorno da Personalidade Esquiva ou do Transtorno de Personalidade Esquizoide.

TRANSTORNO DE PERSONALIDADE ESQUIZOTÍPICA NO CINEMA

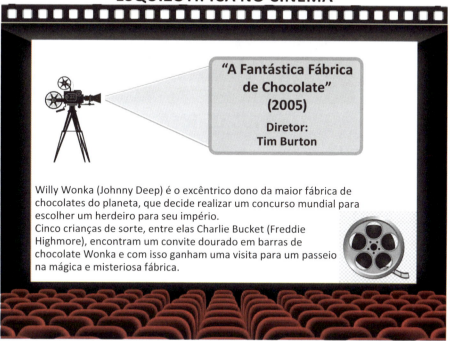

"A Fantástica Fábrica de Chocolate" (2005)
Diretor: Tim Burton

Willy Wonka (Johnny Deep) é o excêntrico dono da maior fábrica de chocolates do planeta, que decide realizar um concurso mundial para escolher um herdeiro para seu império.
Cinco crianças de sorte, entre elas Charlie Bucket (Freddie Highmore), encontram um convite dourado em barras de chocolate Wonka e com isso ganham uma visita para um passeio na mágica e misteriosa fábrica.

TRANSTORNO DE PERSONALIDADE ESQUIZOTÍPICA NA ARTE

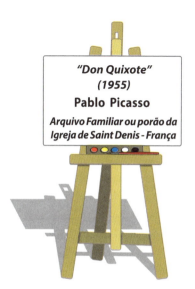

"Don Quixote" (1955)
Pablo Picasso
Arquivo Familiar ou porão da Igreja de Saint Denis - França

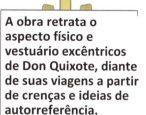

A obra retrata o aspecto físico e vestuário excêntricos de Don Quixote, diante de suas viagens a partir de crenças e ideias de autorreferência.

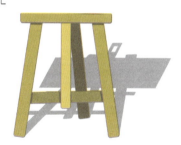

PERSONAGEM NO TRANSTORNO DE PERSONALIDADE ESQUIZOTÍPICA

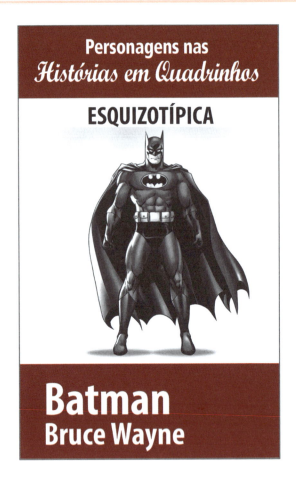

Batman é um personagem fictício, um super-herói da história em quadrinhos americana, publicada pela DC Comics. Foi criado pelo escritor Bill Fingere pelo artista Bob Kane, e apareceu pela primeira vez na revista *Detective Comics* (maio de 1939).

Faz uso do seu intelecto de gênio, da sua perícia em artes marciais, da sua destreza física, das habilidades de detetive, da ciência e da tecnologia, da sua riqueza, da sua provocação ao medo e intimidação e uma idealização indomável na certeza da sua guerra e vitória contínua e certeira contra o crime.

COMORBIDADES

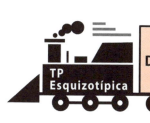

EPIDEMIOLOGIA/PREVALÊNCIA

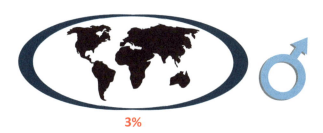

3%

▶ Quando em mulheres, diagnosticado com frequência com síndrome do **X** frágil.
▶ Prevalência nos familiares de primeiro grau dos indivíduos com esquizofrenia.

NEUROBIOLOGIA

Genu do Corpo Caloso

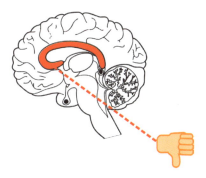

Giro Temporal Superior Esquerdo

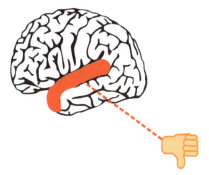

Schizotypal Personality, Raine, 1991 - SPQ

▸ 10% dos indivíduos acabam cometendo suicídio.

Riscos nos Relacionamentos
▸ Agradar e valorizar suas singularidades.
▸ Respeitar e elogiar seu mundo e não adaptá-lo ao nosso.
▸ Compartilhar temas de seu interesse.
▸ Instáveis profissionalmente e tendem mais para ocupações marginais.
▸ Presas fáceis de seitas.

F60.6 TRANSTORNO DE PERSONALIDADE ESQUIVA

- Crença de ser socialmente inepto, pessoalmente desinteressante ou inferior aos outros, com hipersensibilidade à avaliação negativa.
- Descrito na CID 10 como transtorno da personalidade ansiosa.

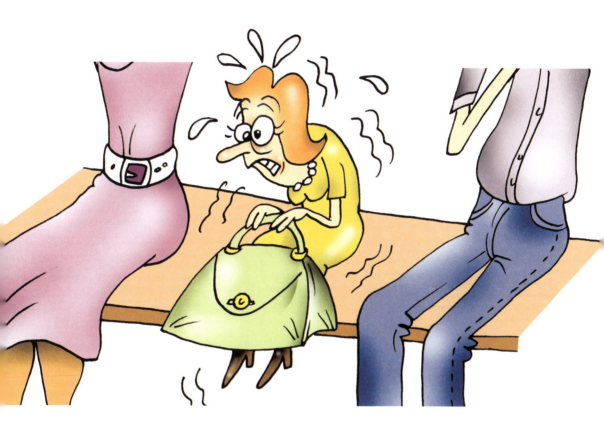

DIAGNÓSTICO CLÍNICO

CID 10

**Devem ser atendidos os critérios gerais do transtorno da personalidade.
Devem ser atendidos pelo menos quatro dos seguintes sintomas:**

Evitação de atividades sociais ou profissionais que impliquem contatos pessoais estreitos, por medo da crítica, da desaprovação ou da rejeição.

Resistência para estabelecer relações pessoais se não tiver certeza de que serão aceitos.

Preocupação excessiva com críticas ou rejeições em situações sociais.

Crença de ser socialmente inadequado, sem atrativos pessoais ou inferior aos demais.

Restrição do estilo de vida devido à necessidade de ter uma segurança física.

Sentimentos constantes e generalizados de tensão emocional e temor.

DSM V

Um padrão difuso de inibição social, sentimentos de inadequação e hipersensibilidade a avaliação negativa que surge no início da vida adulta e está presente em vários contextos, conforme indicado por quatro (ou mais) dos seguintes:

Evita atividades profissionais que envolvam contato interpessoal significativo por medo de crítica, desaprovação ou rejeição.

Não se dispõe a envolver-se com pessoas, a menos que tenha certeza de que será recebido de forma positiva.

Mostra-se reservado em relacionamentos íntimos devido a medo de passar vergonha ou de ser ridicularizado.

Preocupa-se com críticas ou rejeição em situações sociais.

Inibe-se em situações interpessoais novas em razão de sentimentos de inadequação.

Vê a si mesmo como socialmente incapaz, sem atrativos pessoais ou inferior aos outros.

Reluta de forma incomum em assumir riscos pessoais ou se envolver em quaisquer novas atividades, pois estas podem ser constrangedoras.

TRAÇOS DA PERSONALIDADE ESQUIVA, SEGUNDO OLDHAM E MORRIS (1995)

▸ Preferem o conhecido, habitual e rotineiro ao desconhecido, e são reticentes para estabelecer novos vínculos.
▸ Quando não conhecem uma pessoa escondem-se sob uma máscara de amabilidade, cortesia e distância emocional.
▸ Têm poucos amigos e se sentem muito unidos à família, com o qual estabelecem vínculos profundos e duradouros. A confiança em si mesmos aumenta em relações sólidas, duradouras e familiares.
▸ Manifestam uma preocupação excessiva com o que os outros pensam sobre eles. Precisam da aprovação dos outros para se sentirem bem consigo mesmos.
▸ Comportamento social educado e comedido.
▸ Comportamento discreto, não emitem julgamentos infundados sobre os demais.
▸ Apresentam grandes anseios pelo saber.
▸ Investem muita energia para explorar o terreno da fantasia, da imaginação e da criação.
▸ Alguns indivíduos podem desenvolver estratégias de enfrentamento contrafóbicas, apresentando os comportamentos que precisamente temem.
▸ Descritos por outros como "envergonhados", "tímidos", "solitários" e "isolados".

CARACTERÍSTICAS CLÍNICAS, SEGUNDO CABALLO

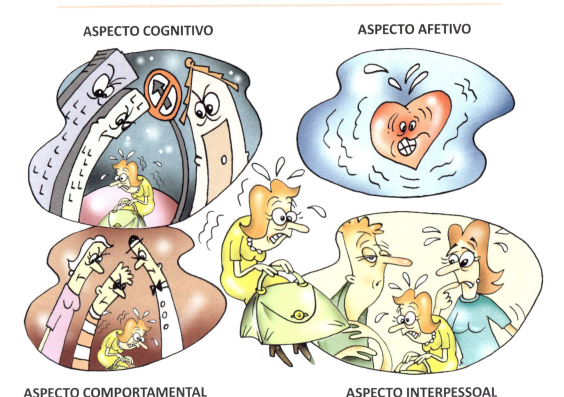

Aspectos Cognitivos do Transtorno de Personalidade Esquiva

- Exageram nos detalhes ambientais irrelevantes.
- Interferência cognitiva por pensamentos perturbadores, confusos e distratores.
- Hipervigilante diante dos sentimentos e intenções dos demais, especialmente indícios de rejeição ou desaprovação.
- Preocupação com críticas e medo da rejeição social.
- Busca de aprovação por parte dos demais.
- Baixa autoestima ao desvalorizar suas conquistas e enfatizar seus fracassos.
- Muito conscientes de si mesmos.
- Sentimentos de inadequação social e pessoal.
- Preocupados por parecerem submissos, torpes e incompetentes em nível social.
- Medo de passar ridículo, de ser humilhado, de situações embaraçosas.
- Evitam envolver-se em riscos pessoais.
- Exageram os riscos associados a novas atividades.
- Grande imaginação e capacidade para a fantasia.

Aspectos Afetivos do Transtorno de Personalidade Esquiva

▶ Baixa tolerância a dor física e psicológica.
▶ Temerosos e ansiosos diante de situações e pessoas desconhecidas.
▶ Oscilações emocionais.
▶ Sentimentos de vazio, despersonalização, solidão e tristeza.
▶ Hipersensíveis à rejeição.

Aspectos Comportamentais do Transtorno de Personalidade Esquiva

▶ Isolamento social ativo.
▶ Comportamento frio, distante e tenso com aqueles a quem não conhece.
▶ Bastante calados, de discurso lento e parcimonioso.
▶ Comportamentos habitualmente controlados e hipoativos, mas com alguns movimentos rápidos e bruscos em situações estressantes que não controlam.
▶ Temor e intranqüilidade observáveis diante de situações desconhecidas.
▶ Estão em vigilância e alerta constantes diante das ameaças potenciais, sendo observadores atentos dos menores indícios de rejeição e desaprovação.
▶ Distanciam-se das situações sociais que propiciem inter-relações estreitas.
▶ Torpes, rígidos e reservados em situações sociais novas, com muita gente ou pouco estruturadas.
▶ Põem à prova os outros para ver se podem confiar neles.
▶ Busca de privacidade.
▶ Reagem mal aos comentários que sugerem ridículo ou deboche.
▶ Pessoas de hábitos fixos.
▶ Introvertidos, tímidos, desconfiados.

Aspectos Interpessoais do Transtorno de Personalidade Esquiva

Visão dos demais
- Críticos, superiores, maliciosos.
- Causadores de humilhação.

Visão de si mesmo
- Vulnerável ao desprezo, à rejeição, às críticas.
- Socialmente inepto, torpe, incompetente, pouco interessante.

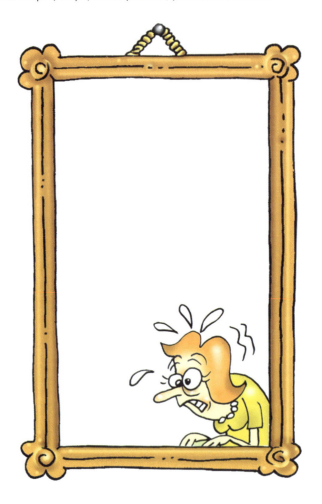

 Manifestação de sintomas variados de ansiedade (palpitações, rubor, sudorese, etc.).

HISTÓRIA DO CONCEITO

Paul Eugen Bleuler
1857-1939

"Dementia Praecox"
– 1911

Primeira descrição que se aproxima ao caráter ativamente desapegado da personalidade esquiva.

Ernst Kretschmer
1888-1964

"Physique and Character"
– 1925

Primeiras descrições que anteciparam a personalidade esquiva. Identificou duas polaridades do temperamento esquizoide: o **anestético** e o **hiperestético**. A frase que descrevia o hiperestético, que compreendia a personalidade esquiva, era: "tentam, tanto quanto podem, evitar e reduzir toda a estimulação do mundo exterior".

Eugen Kahn
1887-1973

"Psychopatic Personalities"
– 1931

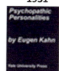

Esboço das características atuais do conceito de evitação. Descreve que: "se nega a agir e a enfrentar os perigos do ambiente (...), preferindo viver fora das lutas da vida, como se fosse uma ilha bem protegida".

Theodore Millon
1928-2014

"Modern Psychopatology: a biosocial approach maladaptative learning and functioning" – 1969.

Cunhou o termo "Personalidade Esquiva", descrevendo a evitação ativa, diferenciando-a da evitação passiva, nas interações sociais.

TRANSTORNO DE PERSONALIDADE ESQUIVA NO CINEMA

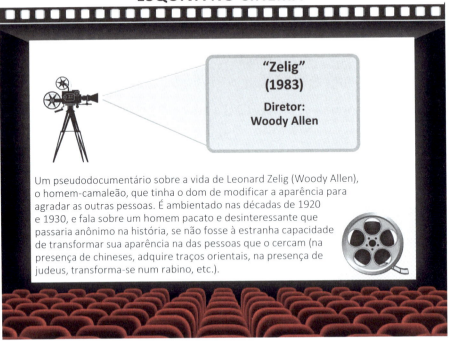

"Zelig" (1983)

Diretor: Woody Allen

Um pseudodocumentário sobre a vida de Leonard Zelig (Woody Allen), o homem-camaleão, que tinha o dom de modificar a aparência para agradar as outras pessoas. É ambientado nas décadas de 1920 e 1930, e fala sobre um homem pacato e desinteressante que passaria anônimo na história, se não fosse à estranha capacidade de transformar sua aparência na das pessoas que o cercam (na presença de chineses, adquire traços orientais, na presença de judeus, transforma-se num rabino, etc.).

TRANSTORNO DE PERSONALIDADE ESQUIVA NA ARTE

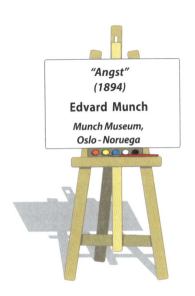

"Angst" (1894)
Edvard Munch
Munch Museum, Oslo - Noruega

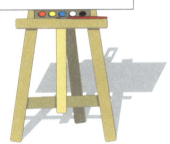

A obra retrata a angústia e o medo como prenúncio dos fatos que eclodirão nas primeiras décadas do século XX.

PERSONAGEM NO TRANSTORNO DE PERSONALIDADE ESQUIVA

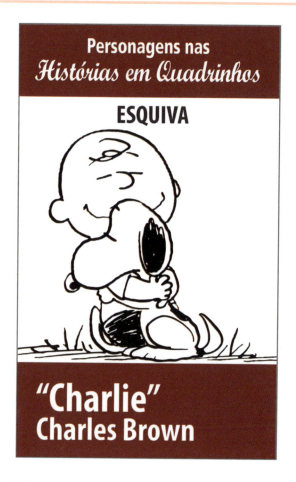

Charles "Charlie" Brown é o protagonista do desenho animado *Peanuts*, de Charles M. Schulz, que estreou em 1950.

Charlie Brown é uma criança dotada de infinita esperança e determinação, mas que é dominada por suas inseguranças e esquivas. Aqueles que o cercam muitas vezes se aproveitam disso. Procura viver mais isolado com seu cãozinho.

COMORBIDADES

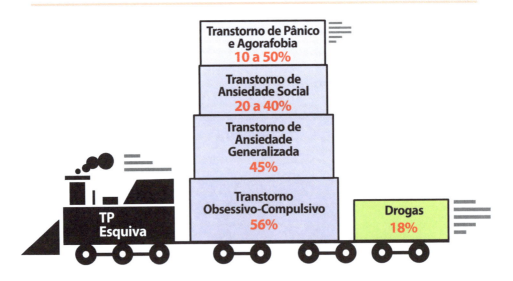

EPIDEMIOLOGIA/PREVALÊNCIA

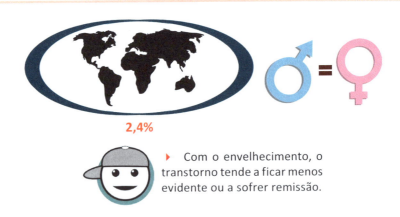

▸ Com o envelhecimento, o transtorno tende a ficar menos evidente ou a sofrer remissão.

▸ Podem ser: fatores genéticos, familiares, ambientais e do desenvolvimento.

- ▸ NÃO É transtorno personalidade esquizoide.
- ▸ NÃO É transtorno personalidade esquizotípica.
- ▸ NÃO É transtorno personalidade dependente.
- ▸ NÃO É transtorno de ansiedade social (fobia social).
- ▸ NÃO É transtorno de pânico com agorafobia.
- ▸ NÃO É transtorno por uso de drogas.

▸ Risco de frustração profissional, se implicar trato com pessoas.

Riscos nos Relacionamentos
▸ Não exigir extroversão, e valorizar sua dedicação aos seus laços afetivos.
▸ Tranquilizá-lo frente a estímulos estressantes.

F60.5 TRANSTORNO DE PERSONALIDADE OBSESSIVA-COMPULSIVA

▸ Padrão de preocupação com perfeccionismo e controle.

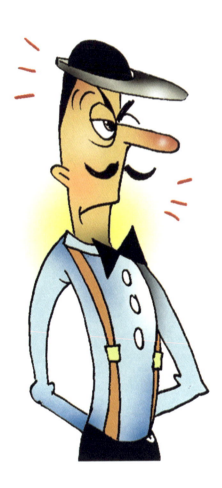

DIAGNÓSTICO CLÍNICO

CID 10

Devem ser atendidos os critérios gerais de transtorno da personalidade.
Devem estar presentes pelo menos quatro dos seguintes sintomas:

Preocupação excessiva com detalhes, regras relacionadas, ordem, organização ou horários.

Perfeccionismo que interfere na realização das tarefas.

Retidão e escrúpulos excessivos, junto com uma preocupação injustificada com o rendimento, até o extremo de renunciar a atividades prazerosas e a relações pessoais.

Insistência pouco razoável para que os outros se submetam a seu próprio jeito de fazer as coisas ou resistência pouco razoável de deixar que os outros façam o que têm que fazer.

Rigidez e obstinação.

Falta de decisão, dúvidas e precauções excessivas, que refletem uma profunda insegurança pessoal.

Irrupção não desejada e insistente de pensamentos ou impulsos.

Pedantismo excessivo e adesão às normas sociais, com capacidade limitada para expressar emoções.

DSM V

Um padrão global de preocupação com a ordem, o perfeccionismo e o controle mental e interpessoal, à custa da flexibilidade, da espontaneidade e da eficiência, que se manifesta no início da idade adulta e se apresenta em uma série de contextos, indicados por no mínimo quatro dos seguintes critérios:

Preocupação com detalhes, normas, listas, ordem, organização ou horários, até o ponto de perder de vista o objetivo principal da atividade.

Perfeccionismo que interfere na realização das tarefas.

Dedicação excessiva ao trabalho e à produtividade com exclusão das atividades de lazer e as amizades (não explicado por uma necessidade econômica óbvia).

Reticência em delegar tarefas ou trabalhar com outros a menos que se submetam exatamente à sua forma de fazer as coisas.

Mostras de rigidez e obstinação.

Inflexibilidade em relação a temas de moral, ética ou valores.

Incapacidade para desfazer-se de objetos gastos ou inúteis, mesmo que não tenham valor sentimental.

Adoção de um estilo avaro nos gastos com si mesmo e com os demais.

TRAÇOS DA PERSONALIDADE OBSESSIVO-COMPULSIVA, SEGUNDO OLDHAM E MORRIS (1995)

▸ São comedidos e cautelosos em todos os aspectos de sua vida, evitando os excessos e as imprudências.
▸ Grande parte de seu tempo é dedicado a atividades trabalhistas, cuidando de cada detalhe de suas tarefas e evitando conscienciosamente cometer erros, com o objetivo de fazer uma tarefa perfeita.
▸ São tão dedicados à produtividade que raramente encontram tempo para si mesmos ou para suas famílias.
▸ Esperam dos outros, especialmente de seus subordinados, o mesmo que esperam de si mesmos.
▸ Costumam ser respeitosos com as figuras de autoridade, até serem inconvenientes.
▸ Têm preferência por limpeza, ordem e rotina, assim como qualidades para a organização (elaboração de listas, planejamento de atividades etc.).
▸ Costumam armazenar objetos que tenham sido, sejam ou possam vir a ser úteis no futuro.
▸ Valorizados no contexto profissional, em razão da produtividade e competência.
▸ Centralizador e autoritário.
▸ Aventuram-se e arriscam-se relativamente pouco.
▸ Inclinados à repetição, prestando excessiva atenção aos detalhes e conferindo repetidas vezes na busca de possíveis erros.
▸ Inclinado ao aborrecimento ou à raiva quando não conseguem manter controle do seu ambiente ou nas relações sociais.
▸ Falta de empatia.

CARACTERÍSTICAS CLÍNICAS, SEGUNDO CABALLO

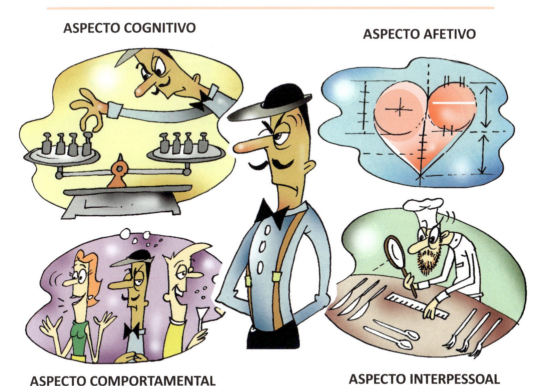

Aspectos Cognitivos do Transtorno de Obsessivo-Compulsiva

- Rigidez e obstinação.
- Pensamento limitado e dogmático.
- Medo de serem considerados irresponsáveis.
- Sensíveis a críticas.
- Dividem-se entre comportar-se de forma assertiva ou submissa.
- Resistentes a delegar tarefas a outras pessoas.
- Ambivalência e dificuldade na tomada de decisões.
- Incomodidade com a incerteza ou ambiguidade.
- Vulneráveis às mudanças inesperadas.
- Resistentes a qualquer ideia nova ou forma diferente de fazer as coisas.
- Dificuldades para estabelecer prioridades e perspectivas.
- Centram-se muito nos detalhes, o que pode lhes dificultar a visão global da tarefa.
- Carentes de criatividade e imaginação e poucas fantasias.
- Escrupulosos em temas de moral e ética.
- Difíceis de convencer.
- Falta de empatia.
- Construção de seu mundo em função de regras, normas e hierarquias.
- Medo do fracasso e de cometer erros.
- Frequentemente insatisfeitos com sua atuação.

Aspectos Afetivos do Transtorno de Personalidade Obsessivo-Compulsiva

▸ Ansiedade diante da novidade.
▸ Controle das emoções, cuja expressão é considerada sinal de imaturidade e irresponsabilidade.
▸ Problemas para expressar afeto, carinho e ternura.
▸ Desprezo por pessoas frívolas ou impulsivas.
▸ Tensão e estresse.
▸ Incapacidade de relaxar.
▸ Emoções de mais fácil expressão: ira ou indignação.

Aspectos Comportamentais do Transtorno de Personalidade Obsessivo-Compulsiva

▸ Comportamentos estruturados e estritamente organizados.
▸ Meticulosidade e perfeccionismo extremos que interferem na realização de tarefas e tomada de decisões.
▸ Planejamento contínuo de atividades. Bons organizadores.
▸ Dedicação excessiva ao trabalho em detrimento de atividades de lazer.
▸ Fixação excessiva nos detalhes.
▸ Tende a adiar ou deixar para mais tarde a realização de tarefas.
▸ Leal com as ideias que persegue e às organizações às quais pertence.
▸ Acompanhamento inusualmente estrito de normas sociais.
▸ Relações sociais educadas, formais, corretas e distantes.
▸ Quando fala dos outros o faz de forma impessoal, sem envolvimento.
▸ Respeitosos com a autoridade.
▸ Busca de segurança e aprovação de seus superiores.
▸ Interações sociais baseadas no status.
▸ Críticos com os demais, raramente dão *feedback* positivo.
▸ Autodisciplinados, obstinados, possessivos.
▸ Excessivamente pontuais.
▸ Limpos e ordeiros.
▸ Linguagem clara e gramaticalmente correta.
▸ Linguagem corporal pouco expressiva.
▸ De aparência séria e austera.
▸ Aparência pessoal conservadora e cuidada.
▸ Vestem-se de maneira formal e adequada à moda atual, limitando as cores e o estilo.
▸ Estilo avaro nos gastos, podendo juntar dinheiro e bens materiais.
▸ Incapacidade para desfazer-se de objetos inúteis.

Aspectos Interpessoais do Transtorno de Personalidade Obsessivo-Compulsiva

Visão dos demais
- Irresponsáveis, despreocupados, ociosos.
- Incompetentes, autocomplacentes.

Visão de si mesmo
- Responsável, confiável, perfeccionista.
- Detalhista, competente, trabalhador.

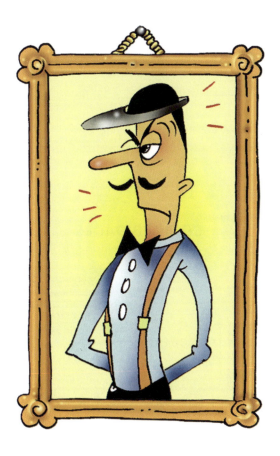

- Chamadas também de personalidades anancásticas.
- Segundo Schneider, para o expectador, os obsessivos-compulsivos parecem pessoas que se vestem com esmero, pedantes, corretas, escrupulosas e, ainda assim, são inseguras. É comum as compensações obtidas por eles parecerem artificiais e forçadas.
- Ocorre com mais frequência em pessoas com profissões que exigem perseverança, atenção metódica a detalhes e um foco em fatos e números.

HISTÓRIA DO CONCEITO

Jean-Etienne Dominique Esquirol
1772-1840

"Des Maladies Mentales" – Considérées sous les rapports medical, higiénique et médico-legal – 1838

Primeiro a escrever sobre o transtorno denominado "Monomanie raisonnate".

Sigmund Freud
1856-1939

"The Neuro-Psychoses of Defence" – 1894

Os **mecanismos de defesa** do isolamento e do deslocamento submetem às obsessões.

Kurt Schneider
1887-1967

"Clinical Psychopatology" – 1959

Considerou como sinônimo de **"Personalidade anancástica"**.

COMORBIDADES

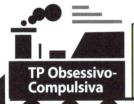 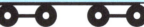

EPIDEMIOLOGIA/PREVALÊNCIA

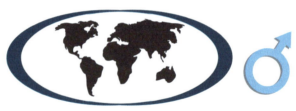

2,1 a 7,9%

TRANSTORNO PERSONALIDADE OBSESSIVO-COMPULSIVA NA ARTE

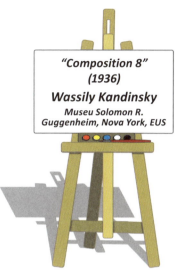

"Composition 8" (1936)
Wassily Kandinsky
Museu Solomon R. Guggenheim, Nova York, EUS

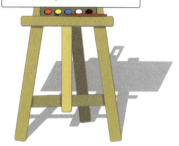

A obra inclui, pela primeira vez, na série "Composição" o círculo como sinal de perfeição e conotação cósmica.

- NÃO É transtorno obsessivo-compulsivo.
- NÃO É transtorno de acumulação.
- NÃO É transtorno por uso de substância.
- NÃO É devido à outra condição médica.

 ESCALA DE TRAÇOS DE LAZARE KLERMAN "Lazare Klerman Trait Scale" 1966.

 MMPI-II – Pontuações altas em hipocondria, histeria.

 MCMI-II – Pontuação lata na escala da personalidade compulsiva

- Riscos cardiovasculares e de hipertensão arterial.

Riscos nos Relacionamentos
- Manter bom humor e tolerância com os seus hábitos rígidos.
- Respeitar sua escassa manifestação afetiva.

F60.7 TRANSTORNO DE PERSONALIDADE DEPENDENTE

▸ Necessidade generalizada e excessiva de ser cuidado que leva a comportamentos de submissão e apego.

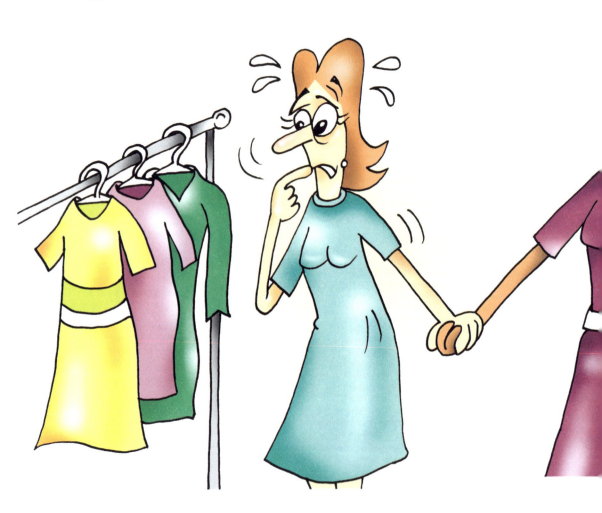

DIAGNÓSTICO CLÍNICO

CID 10

Devem ser atendidos os critérios gerais do transtorno da personalidade.
Pelo menos quatro dos seguintes sintomas devem estar presentes:

Capacidade limitada para tomar decisões corriqueiras sem o conselho ou reafirmação dos outros.

Incentiva ou permite que outras pessoas assumam responsabilidades importantes da própria vida.

Resistência a fazer pedidos, até mesmo os mais razoáveis, às pessoas de quem depende.

Subordinação das próprias necessidades àqueles de quem depende; submissão excessiva a seus desejos.

Sentimentos de mal-estar ou abandono ao ficar sozinho, devido ao medo exagerado de ser incapaz de cuidar de si mesmo.

Medo de ser abandonado por uma pessoa com quem mantém um relacionamento estreito e medo de ser deixado à própria sorte.

Pode estar presente, ainda, a percepção de si mesmo como um indivíduo inútil, incompetente e sem resistência.

DSM V

Uma necessidade global e excessiva de ser cuidado, o que leva a um comportamento de submissão e apego e medos de separação, que se manifestam no início da idade adulta e estão presentes em uma série de contextos, indicado por no mínimo cinco dos seguintes critérios:

É difícil para eles tomar decisões corriqueiras sem uma quantidade exagerada de conselhos e recomendações dos outros.

Precisam que outras pessoas assumam a responsabilidade nas áreas mais importantes da sua vida.

É difícil para eles expressar discordância diante de outras pessoas por medo de perder seu apoio e aprovação. (Nota: não estão incluídos os medos reais a castigos justos)

Esforçam-se em excesso para obter cuidado e apoio dos outros, até o ponto de fazerem voluntariamente coisas que os desagradam.

Sentem-se incômodos ou indefesos quando estão sozinhos, devido a temores exagerados de serem incapazes de cuidar de si mesmos.

Preocupam-se de forma pouco realista pelo medo de serem abandonados e de terem de cuidar de si mesmos.

Buscam urgentemente outra relação como fonte de cuidado e apoio quando terminam um relacionamento íntimo.

É difícil para eles iniciar projetos ou fazer coisas por iniciativa própria (devido à falta de confiança em seus próprios julgamentos ou capacidades, em vez de falta de motivação ou energia).

TRAÇOS DA PERSONALIDADE DEPENDENTE, SEGUNDO OLDHAM E MORRIS (1995)

▸ Pessoas muito comprometidas em suas relações.
▸ Preferem a companhia de outras pessoas a estarem sozinhos.
▸ Preferem obedecer a dirigir e são muito respeitosos com as autoridades.
▸ Diante da tomada de decisões pedem conselho aos demais com prazer, visto que não têm muita iniciativa para enfrentar a vida.
▸ Amáveis e diplomáticos, incentivam em suas relações os bons sentimentos.
▸ São emocionalmente constantes.
▸ São capazes de sofrer incômodos para satisfazer os outros e, caso se aborreçam com alguém, preferem não o expressar abertamente para não incomodar o outro.
▸ Quando são criticados, aceitam a crítica e procuram corrigir seu comportamento.
▸ Idealizam seus parceiros e não se cansam deles, assim como ocorre com qualquer pessoa importante em suas vidas.
▸ Frequentemente, em tipos extremos, podem chegar a sentir-se inferiores às pessoas que idealizam.

CARACTERÍSTICAS CLÍNICAS, SEGUNDO CABALLO

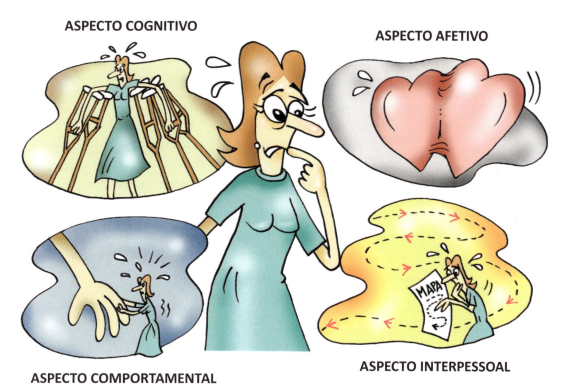

Aspectos Cognitivos do Transtorno de Personalidade Dependente

- Apreensão quando estão sozinhos.
- Medo da separação, da desaprovação, da perda de apoio.
- Necessidade constante de conselho e reafirmação.
- Empatia com os demais.
- Imagem de si mesmos como ineficazes e fracos.
- Costumam minimizar as dificuldades.
- Pensamento pouco crítico.
- Ingênuos, com tendência a serem persuadidos facilmente.
- Forte necessidade de serem cuidados.
- Fundem sua identidade com as dos outros.
- Antepõem as necessidades dos demais às suas próprias, superprotetoras.
- Toleram os maus-tratos para manter o afeto de outros pessoais.
- Falta de confiança em si mesmos, em suas capacidades.
- É difícil para eles iniciar novas atividades.

Aspectos Afetivos do Transtorno de Personalidade Dependente

- Experimentam medo e ansiedade quando têm de funcionar de forma independente.
- Medo de serem abandonados.
- Inseguros e ansiosos.
- Sentem-se desamparados, se estão sozinhos.
- Sentem-se dominados, usados, anulados e desesperados, quando uma relação acaba.

Aspectos Comportamentais do Transtorno de Personalidade Dependente

- Falta de confiança que se torna evidente na postura, voz e gestos.
- Comportamentos de apego, apoio e sacrifício.
- Buscam ativamente ajuda e conselho dos demais.
- Realizam atos não desejáveis a fim de conservar o apoio de outras pessoas.
- São fiéis, modestos, gentis, acríticos e conformistas com os demais.
- Caritativos com os demais, ressaltando constantemente as virtudes dos outros.
- Carentes de habilidades para agir por si mesmos.
- Incapazes de cuidar de si mesmos estando sozinhos.
- Passivos, submissos, não assertivos.

Aspectos Interpessoais do Transtorno de Personalidade Dependente

Visão dos demais
- Pessoas que cuidam, que apoiam, que protegem.
- Competentes.

Visão de si mesmo
- Fraco, necessitado.
- Indefeso, incompetente.

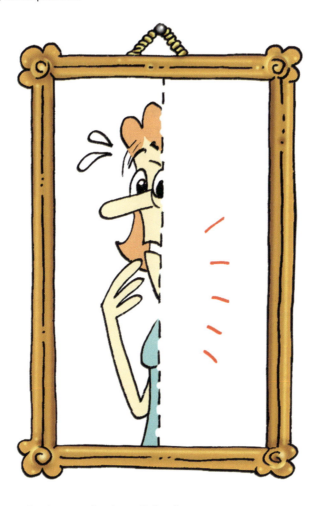

- Denominado na primeira edição do DSM (1952) "Transtorno da Personalidade Passivo-dependente", sendo categorizada como subtipo do Transtorno da Personalidade Passivo-agressiva.
- Apresenta fadiga crônica.
- Raramente possuem atividade produtiva social.
- A doença física crônica ou transtorno de ansiedade de separação na infância ou adolescência podem predispor o indivíduo ao surgimento desse transtorno.

EPIDEMIOLOGIA/PREVALÊNCIA

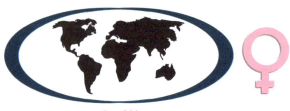

2 a 3%

- Fatores genéticos.
- Perda parental na infância.
- Vítimas de separações conflituosas.

TRANSTORNO PERSONALIDADE DEPENDENTE NA ARTE

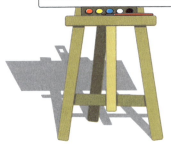

"As Duas Fridas" (1939)

Frida Kahlo

*Museu de Arte Moderna
Cidade do México – México*

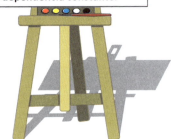

Na obra, a artista retrata os corações das duas Fridas que se interligam por uma artéria. Suas mãos dadas sugerem que a Frida de coração inteiro toma conta da outra, em uma dependência constante.

COMORBIDADES

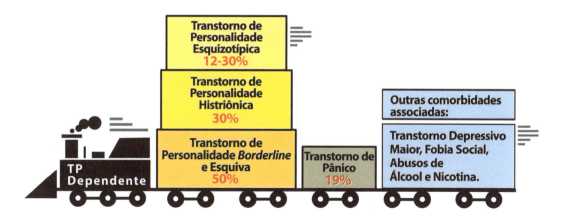

- NÃO É por uso de drogas.
- NÃO É transtorno de personalidade esquiva.
- NÃO É devido à outra condição médica.

 MMPI – II – Pontuações altas em Personalidade Dependente.

 MCMI-II – Pontuações altas em Personalidade Dependente.

- Podem sofrer abusos tanto físicos quanto psicológicos das pessoas das quais dependem.

Riscos nos Relacionamentos
- Relações limitadas às pessoas com vínculos de dependência.

F60.2 TRANSTORNO DE PERSONALIDADE ANTISSOCIAL

O QUE É

▸ **Incapacidade de se adequar às regras sociais**, adotando *comportamentos inapropriados*, a fim de obter prazer.

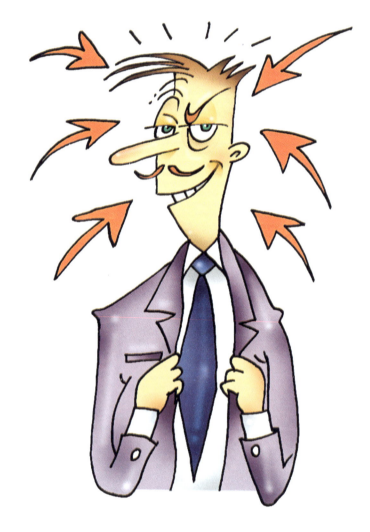

DIAGNÓSTICO CLÍNICO

CID 10

Devem ser atendidos os critérios gerais do transtorno de personalidade.
Devem estar presentes pelo menos três dos seguintes sintomas:

Atitude acentuada e persistente de irresponsabilidade e despreocupação com as normas, regras e obrigações sociais.

Incapacidade para manter, embora não para estabelecê-las, nas relações pessoais duradouras.

Cruel despreocupação com os sentimentos dos outros e falta de capacidade de empatia.

Muito baixa tolerância à frustração e baixo limiar para descargas de agressividade, incluindo reações violentas.

Acentuada predisposição para culpar os outros ou oferecer racionalizações verossímeis pelo comportamento conflituoso.

Incapacidade para sentir culpa e para aprender com a experiência, particularmente com a punição.

Pode apresentar também irritabilidade persistente. A presença de transtorno dissocial durante a infância e adolescência pode apoiar o diagnóstico, embora não seja necessário que tenha se apresentado sempre.

DSM V

Um padrão geral de desprezo e violação dos direitos dos outros que se apresenta desde a idade de 15 anos, como indicado por no mínimo três seguintes critérios:

Incapacidade em adaptar-se às normas sociais no que diz respeito ao comportamento lícito, indica pela execução repetida de atos que constituem motivo de detenção.

Desonestidade, indicada por mentir repetidamente, usar nomes falsos ou lesar financeiramente os outros para obter um benefício pessoal ou por prazer.

Impulsividade ou incapacidade para planejar o futuro.

Irritabilidade e agressividade, indicadas por brigas físicas ou agressões constantes.

Despreocupação imprudente por sua segurança ou dos outros.

Irresponsabilidade persistente, indicada por repetido fracasso em manter um emprego com constância ou encarregar-se de obrigações econômicas.

Falta de arrependimento, indicada por indiferença ou racionalização por ter ferido, maltratado ou roubado alguém.

A pessoa tem, pelo menos, 18 anos de idade. Existem evidências de transtorno da conduta com início antes dos 15 anos. O comportamento antissocial não aparece exclusivamente no transcurso de esquizofrenia ou episódio maníaco.

TRAÇOS DA PERSONALIDADE ANTISSOCIAL, SEGUNDO OLDHAM E MORRIS (1995)

▸ Não se deixam influenciar pelos demais, nem pela sociedade, tendo um código próprio de valores.
▸ Arriscam-se constantemente em diferentes âmbitos de sua vida.
▸ São independentes e esperam que os outros o sejam também.
▸ Elevada capacidade para influenciar e persuadir os outros.
▸ Adoram o sexo e o praticam de formas diferentes e com diferentes parceiros.
▸ Apaixonados por viagens, tentam estar sempre em movimento por diferentes lugares.
▸ Preferem ganhar a vida por sua conta, não nos trabalhos convencionais.
▸ São generosos com o dinheiro.
▸ Durante a infância e adolescência costumam fazer travessuras e cometer excessos.
▸ Tem coragem para se defender dos que pretendam se aproveitar deles.
▸ Vivem o aqui e agora e não têm remorso pelo passado, não fazem planos para o futuro.

CRITÉRIOS DA PERSONALIDADE ANTISSOCIAL, SEGUNDO CLECKLEY (1976)

▸ Considerável encanto e inteligência acima da média.
▸ Ausência de alucinações ou outros sinais de pensamento irracional.
▸ Ausência de ansiedade ou outros sintomas neuróticos: considerável equilíbrio, calma e fluência verbal.
▸ Falta de confiabilidade, descuido de obrigações; nenhum senso de responsabilidade em assuntos de pouca e grande importância.
▸ Falsidade e falta de sinceridade.
▸ Falta de remorsos ou de vergonha.
▸ Comportamento antissocial inadequadamente motivado e pobremente planejado, derivando de uma impulsividade inexplicável.
▸ Julgamento pobre e falta de capacidade para aprender com a experiência.
▸ Egocentrismo patológico; incapacidade para amar.
▸ Pobreza geral de emoções profundas e duradouras.
▸ Carência de intuição, incapacidade para ver a si mesmo do ponto de vista dos outros.
▸ Ingratidão em relação a qualquer consideração especial, amabilidade e confiança.
▸ Comportamento fantasioso e pouco recomendável depois de beber e até mesmo quando não bebe: vulgaridade, rudeza, mudanças do estado de ânimo súbitas, brincadeiras.
▸ Ameaças de suicídio raramente levadas a sério.
▸ Vida sexual impessoal, trivial e pouco integrada.
▸ Fracasso em seguir um plano de vida de uma maneira ordenada.

CARACTERÍSTICAS CLÍNICAS, SEGUNDO CABALLO

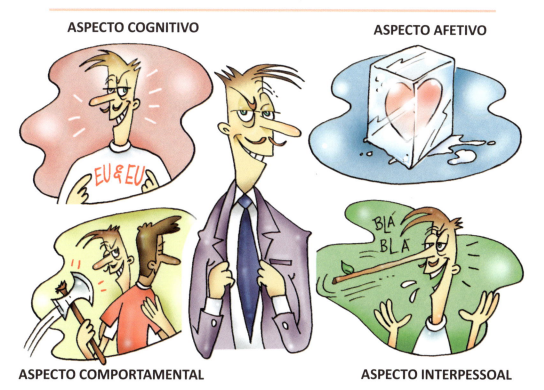

Aspectos Cognitivos do Transtorno de Personalidade Antissocial

- Apresentam padrões cognitivos rígidos e inflexíveis.
- Não são capazes de fazer planos a longo prazo.
- Não costumam temer a punição.
- São incapazes de aprender com as consequências negativas de suas ações.
- Falta de consideração pelos direitos dos demais.
- Grande confiança em si mesmos e desconfiança dos outros, aos quais consideram equivocados.
- Crenças que carecem de valores éticos ou morais.
- Vêem as demais pessoas como objetos dos quais pode usar e abusar.
- Desprezo pelas normas sociais.
- Ausência de empatia e de remorsos quando usam os outros.
- Baixa tolerância à frustração.
- Vulneráveis ao tédio.
- Incapazes de retardar o reforço.
- Carência de introspecção.
- Possuem poucos sentimentos de lealdade interpessoal.
- Percebem o meio externo como hostil e ameaçador.
- Permanecem vigilantes a maior parte do tempo.
- Desconfiados diante da compaixão e altruísmo dos demais.
- Necessidade de controlar o ambiente.

Aspectos Afetivos do Transtorno de Personalidade Antissocial

- Impulsividade, intranquilidade, irritabilidade, ira, hostilidade.
- Ausência de sentimentos de cordialidade e intimidade.
- Emocionalmente vazios, frios.
- Frustrados diante da perda de controle do ambiente.
- Humor irascível.
- Hostilidade e agressividade facilmente ativadas.

Aspectos Comportamentais do Transtorno de Personalidade Antissocial

- Tem um comportamento agressivo, temerário, precipitado e espontâneo.
- Mantêm comportamentos impulsivos dirigidos a um objetivo.
- Mostram-se arrogantes de forma constante.
- Seu comportamento aparente pode ser encantador.
- Não mantêm as promessas nem os compromissos de honra.
- Não costumam dizer a verdade nem se pode confiar neles.
- Estimulam a compaixão dos demais, dizendo-lhes o que querem escutar.
- Discutem com facilidade.
- Não são cooperativos e provocam brigas.
- São vingativos e beligerantes com quem consideram seus inimigos.
- Desenvolvem comportamentos fraudulentos ou ilegais, como se as normas de comportamento não se aplicassem a eles.
- Não se inibem diante de um perigo.
- Buscam sensações novas constantemente.
- Têm um comportamento oposicionista que dificulta as relações interpessoais de longa duração.
- Reagem mal diante das derrotas.
- Mostram-se resistentes à autoridade.

Aspectos Interpessoais do Transtorno de Personalidade Antissocial

Visão dos demais
- Hostis, desafiantes.
- Vulneráveis, indivíduos a serem explorados.

Visão de si mesmo
- Solitário, autônomo, forte, independente.

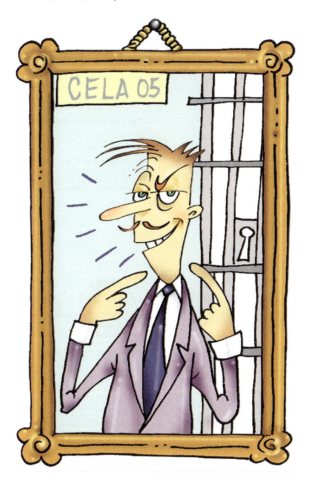

- São conhecidos como: sociopatas, "bandidos", "canalhas", "maus caráter", etc.
- Na infância costuma conviver com pais excêntricos, negligentes, ríspidos e fisicamente abusivos.
- Impulsividade é um aspecto central.
- Representam 75% da população carcerária.
- Quando o comportamento ilegal visa apenas ganhos e não está acompanhado pelos traços rígidos, mal-adaptativos e persistentes, não é considerado transtorno da personalidade.

HISTÓRIA DO CONCEITO

Philippe Pinel
1745-1826

"Traité Médecin: Philosophique sour l'Alienation Mentale ou la Manie" – 1809

Criou a categoria de **"mania sem delírio"**, que mostravam indivíduos com ações atípicas e agressivas e que estes não eram loucos.

James C. Prichard
1786-1848

"Treatise on Insanity and Other Disorders Affecting the Mind" – 1835

Introduziu o termo **"Insanidade Moral"** para se referir aos indivíduos em que a moral e condutas se exteriorizavam intensamente diverso do comum, pervertidas e de caráter antissocial pautadas pelo déficit social.

Emil Kraepelin
1856-1926

"Clinical Psychiatric" – 1915

Introduziu o termo **"Personalidade Psicopática"**, a fim de caracterizar um tipo de indivíduo com funcionamento amoral ou imoral.

Kurt Schneider
1887-1967

"Las Personalidades Psicopáticas" – 1923.

Os conceitos de **doença mental e psicopatia são distintos**. Relacionou a psicopatia com os desvios quantitativos das características normais da personalidade.

George Everett Partridge
1870-1953

"Current Conceptions of Psychopathic Personality"
1930.

Conceito de psicopatia como sinônimo de sociopatia, enquanto comportamento antissocial e o efeito desta personalidade sobre a vida social.

David Kennedy Henderson
1884-1965

"Psychopathic States"
– 1939.

Designou que: **"As condutas de natureza antissocial, geralmente recorrente ou episódica, e que em muitas formas provaram ser** difíceis de serem influenciados por métodos sociais, penais ou algum tipo de cuidado ou tratamento."

Hervey M. Cleclkey
1903-1984

"The Mask of Sanity": An Attempt to Clarify Some Issues about the So-Called Psychopathic Personality.
1941.

Conceito de "Psicopata Perigoso", relacionando-o como uma adequação social aparente e com impulsos destrutivos intensos e obscuros.

TRANSTORNO DE PERSONALIDADE ANTISSOCIAL NO CINEMA

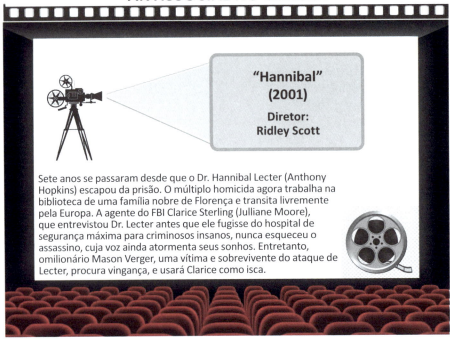

"Hannibal" (2001)
Diretor: Ridley Scott

Sete anos se passaram desde que o Dr. Hannibal Lecter (Anthony Hopkins) escapou da prisão. O múltiplo homicida agora trabalha na biblioteca de uma família nobre de Florença e transita livremente pela Europa. A agente do FBI Clarice Sterling (Julliane Moore), que entrevistou Dr. Lecter antes que ele fugisse do hospital de segurança máxima para criminosos insanos, nunca esqueceu o assassino, cuja voz ainda atormenta seus sonhos. Entretanto, omilionário Mason Verger, uma vítima e sobrevivente do ataque de Lecter, procura vingança, e usará Clarice como isca.

TRANSTORNO DE PERSONALIDADE ANTISSOCIAL NA ARTE

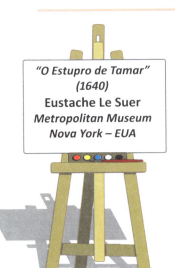

"O Estupro de Tamar" (1640)
Eustache Le Suer
Metropolitan Museum
Nova York – EUA

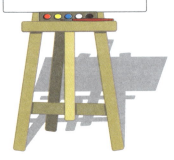

Nesta obra, a artista retrata Tamar, que é **atacada e estuprada** por Amnon, seu meio-irmão.

PERSONAGEM NO TRANSTORNO DE PERSONALIDADE ANTISSOCIAL

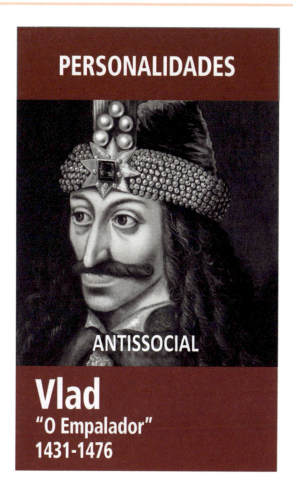

Vlad III, Monarca, Príncipe da Valáquia (Alucard ou Dracúla), foi príncipe (voivoda) da Valáquia por três vezes, rei na região em 1448, de 1456 a 1462 e em 1476.

Historicamente, Vlad é mais conhecido por sua luta contra o Império Otomano, cujo expansionismo sofreu sua resistência, e pelas punições excessivamente cruéis que impunha aos seus prisioneiros.

Vlad se tornou um governante muito cruel, não com o povo, mas com seus exércitos inimigos. Ele tinha um método um tanto quanto brutal para matar os seus inimigos, o empalamento.

Certa vez, ele invadiu a cidade Amlas e empalou não um, mas todos os habitantes da cidade foram empalados.

PERSONAGEM NO TRANSTORNO DE PERSONALIDADE ANTISSOCIAL

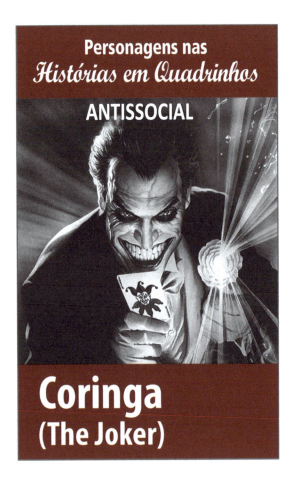

É um super-vilão fictício que aparece nas revistas/livros desenhados nos EUA e publicado pela DC Comics. Foi criado por Jerry Robinson, Bill Finger e Bob Kane e apareceu pela primeiravez em Batman (abril de 1940).

Joker, o célebre arqui-inimigo do super-herói Batman, é retratado como um gênio do crime. Apresentado como um psicopata de humor sádico, o personagem tornou-se no final da década de 1950 um ladrão pateta e brincalhão.

O personagem não tem habilidades sobre-humanas; em vez disso, usa a sua experiência em engenharia química para desenvolver misturas tóxicas e/ou letais, bem como armamento temático, incluindo cartas de jogo com pontas cortantes, campainhas de brinquedo mortais e flores de lapela que projetamácido.

COMORBIDADES

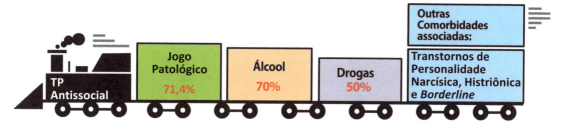

EPIDEMIOLOGIA/PREVALÊNCIA/INÍCIO DOS ATOS

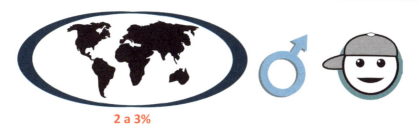

▸ Evidência da participação de fatores genéticos.
▸ Abandono, negligência ou abuso na infância pelos pais.

NEUROBIOLOGIA

Substância cinzenta

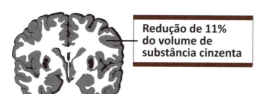

Lesão no lobo frontal = comportamento antissocial impulsivo

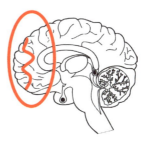

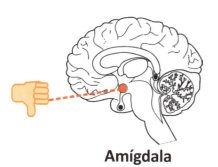

Amígdala

- NÃO É transtorno de conduta.
- NÃO É transtorno de personalidade impulsiva.
- NÃO É transtorno por uso de substâncias psicoativas

- EEG anormais com leves sinais neurológicos que sugerem dano cerebral mínimo na infância.
- Níveis elevados de testosterona.
- Níveis baixos de serotonina e altos de dopamina.
- Alteração nas funções do lóbulo frontal.

- Riscos de abusos de álcool e outras drogas.
- Irritabilidade constante.
- Descargas de agressão e violência injustificadas.

Riscos nos Relacionamentos
- Dificuldades extremas em manter relacionamentos, apesar da facilidade em iniciá-los.
- Relações familiares abusivas, às vezes com maus-tratos.
- Comportamento caracterizado por um crônico desrespeito e violação dos direitos dos outros.
- Indiferença e insensibilidade pelos sentimentos alheios.
- Comportamento cruel e sádico.
- Destituídos de qualquer sentimento de ternura, compaixão, generosidade, honra, consciência; não têm capacidade de vivenciar responsabilidade ou gratidão; são frios e brutais.

F60.8 TRANSTORNO DE PERSONALIDADE NARCÍSICA

O QUE É

▶ É um padrão comportamental de grandiosidade, podendo ser arrogantes e exploradores. O tipo de personalidade apaixonada por si mesmo.
▶ Incluido na CID 10 como "Outros transtornos específicos da personalidade".

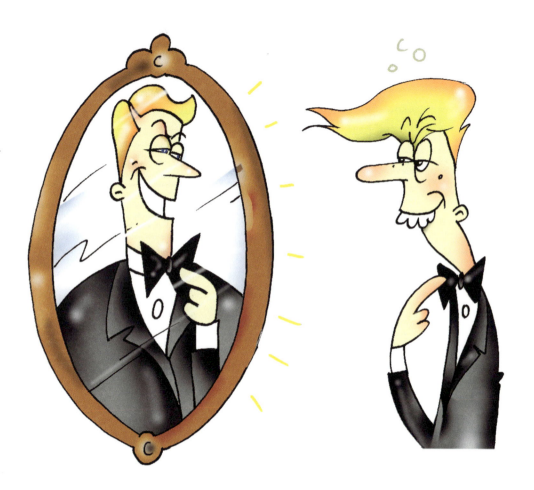

DIAGNÓSTICO CLÍNICO

CID 10

O Transtorno da Personalidade Narcisista está incluído em Outros Transtornos Específicos da Personalidade.

Não apresenta critérios diagnósticos específicos desse transtorno e indica que essa categoria pode ser utilizada quando forem atendidos os critérios gerais de transtorno da personalidade (comum para todos os transtornos da personalidade).

DSM V

Um padrão global de grandiosidade (na imaginação ou no comportamento), necessidade de admiração e falta de empatia, que se manifestam no início na idade adulta e que ocorrem em diversos contextos, indicado por no mínimo, cinco dos seguintes critérios:

- Um senso grandioso da própria importância.

- Preocupação com fantasias de sucesso, poder, brilho, beleza ou amor ideal ilimitados.

- Acredita que é especial e único e que somente pode ser compreendido, ou somente deveria relaciona-se com outras pessoas (ou instituições) especiais ou de *status* elevado.

- Exige admiração excessiva.

- Presunção, ou seja, possui expectativas pouco razoáveis de receber um tratamento de favor especial ou a anuência automática às suas expectativas.

- Carece de empatia, isto é, é incapaz de reconhecer ou identificar-se com os sentimentos e necessidades de outras pessoas.

- Tem inveja dos outros ou crê que eles têm inveja.

- Apresenta atitudes ou comportamentos arrogantes ou soberbos.

TRAÇOS DA PERSONALIDADE NARCISISTA, SEGUNDO OLDHAM E MORRIS (1995)

▸ Acreditam neles e em sua capacidade e pensam que são extraordinários.
▸ Esperam ser tratados sempre bem pelos demais.
▸ São diretos para falar de suas conquistas. Sabem negociar e vender-se bem.
▸ São astutos para aproveitar os pontos fortes dos que o rodeiam para alcançar seus próprios interesses.
▸ Hábeis para competir, sonham estar no topo, imaginando a si mesmos constantemente como os melhores.
▸ Sabem em cada momento como se sentem e qual é seu estado de humor.
▸ Aceitam muito bem os favores que recebem dos demais.
▸ São afetados pelas críticas dos demais, mas sabem dissimulá-lo com a elegância que os caracteriza.

CARACTERÍSTICAS CLÍNICAS, SEGUNDO CABALLO

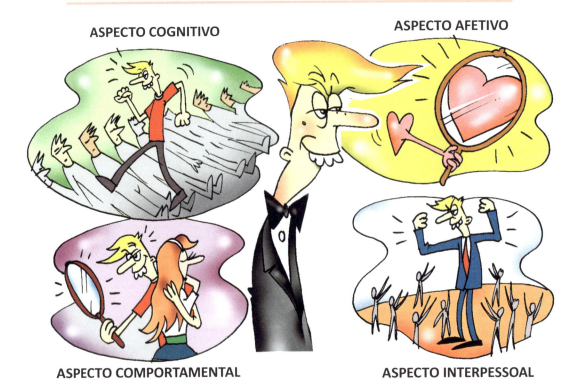

Aspectos Cognitivos do Transtorno de Personalidade Narcisista

- Seguro de si mesmo.
- Total falta de empatia.
- Temor ao fracasso.
- Estilo cognitivo inflexível.
- Apresenta grandes fantasias de sucesso, fama e de amor ideal, às quais põem poucos limites.
- Grande necessidade de ser admirado.
- Alterna entre a idealização e o menosprezo pelas pessoas com as quais mantêm uma relação estreita.
- Tem inveja das conquistas alheias e acredita que os outros o invejam por suas conquistas.
- Espera altos níveis de dedicação de seus subordinados, mas pouco lhe importa seu bem-estar.
- Elabora complexas racionalizações que engordam seu autoconceito.
- Exagera suas capacidades transformando seus fracassos em sucessos.
- Exagera seus sucessos e diminui a importância do sucesso dos demais.
- Acha que é especial, único, superior ao resto das pessoas.

- Costuma carecer do talento necessário para alcançar os níveis de fama aos quais aspira.
- Sua autoestima é frágil e sensível à crise, dependendo da validação externa.
- Às vezes, se sente inadequado e vazio, embora tenha sucesso.
- Sente-se ofendido por pequenos menosprezos e rejeições.
- Às vezes, apresenta delírios de grandeza, que em períodos de estresse podem ser de tipo psicótico.
- É egoísta e egocêntrico.
- Compara-se favoravelmente com gente famosa ou privilegiada.
- Acha que merece admiração e tratamento especial.

Aspectos Afetivos do Transtorno de Personalidade Narcisista

- Ar geral de indiferença e tranquilidade fingida.
- Sensação de bem-estar contínuo.
- Variações extremas no estado de humor.
- Cólera e inveja inapropriadas.
- Relações superficiais, com mínimos vínculos emocionais.
- Muito sensíveis à avaliação, respondem à crítica com ira.
- Sensações de vazio.
- Incapazes de impressionar-se.

Aspectos Comportamentais do Transtorno de Personalidade Narcisista

- Mantêm um comportamento distante, arrogante, desdenhoso, presunçoso e vaidoso.
- Comportam-se de forma grandiosa.
- Costumam dominar as conversações.
- São impacientes e podem ser agressivos.
- Mostram indiferença diante dos direitos dos demais.
- Têm ares de superioridade em relação aos outros.
- Tratam os outros como se fossem objetos, aproveitando-se deles e explorando-os para seu próprio benefício.
- Cria regras e normas que os outros devem cumprir, mas que eles ignoram como bem entendem.
- Mentem para manter suas ilusões.
- Podem mostrar simpatia somente para atingir seus objetivos egoístas, mas também mentem e enganam os outros com esse fim.
- Egoístas, mas também mentem e enganam os outros com este fim.
- Seu comportamento social, pelo menos inicialmente, pode agradar, cativar e granjear simpatias.
- Falta-lhes humildade e generosidade.
- Acusa os demais de egoísmo e enganações.
- São persistentes naquilo que lhes interessa.

Aspectos Interpessoais do Transtorno de Personalidade Narcisista

Visão dos demais
- Inferiores, admiradores, fracos.
- Sujeitos a serem explorados, usados.

Visão de si mesmo
- Especial, único, merece tratamento e postos especiais.
- Superior, acima das regras.

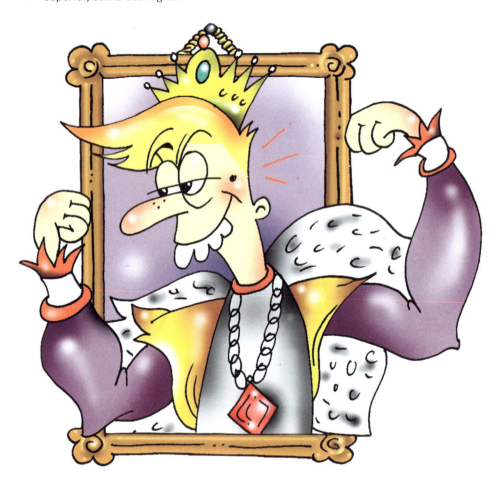

- Fenichel (1945) descreveu o narcisista como "Don Juan do triunfo".
- Raramente buscará tratamento psicológico.

HISTÓRIA DO CONCEITO

"O mito de Narciso"

Narciso, de Caravaggio (1597-1599)

O termo provém do clássico **mito grego de Narciso**. Sua origem vem do nome dado a uma flor: *Narkissos*, que quer dizer **"torpor"**. Admirado por sua própria beleza, Narciso **rejeita o amor dos outros e apaixona-se por sua própria imagem refletida na água.**

Henry Havelock Ellis
1859-1939

"Auto-erotism: A Psychological Study" – 1898

Primeira conceituação, referindo-a como práticas masturbatórias ou autoeróticas.

Sigmund Freud
1856-1939

"On Narcissism" – 1914

Ajustou o narcisismo a teoria da libido, conferindo a fase autoerótica como condição narcisista primária.

TRANSTORNO DE PERSONALIDADE NARCÍSICA NO CINEMA

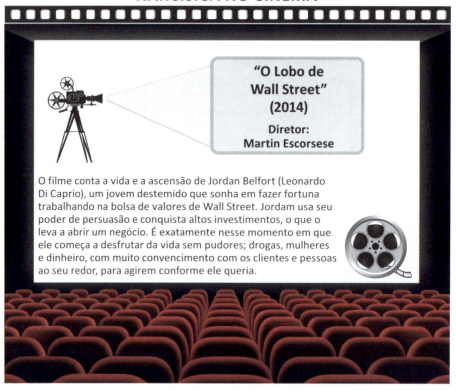

"O Lobo de Wall Street" (2014)

Diretor: Martin Escorsese

O filme conta a vida e a ascensão de Jordan Belfort (Leonardo Di Caprio), um jovem destemido que sonha em fazer fortuna trabalhando na bolsa de valores de Wall Street. Jordam usa seu poder de persuasão e conquista altos investimentos, o que o leva a abrir um negócio. É exatamente nesse momento em que ele começa a desfrutar da vida sem pudores; drogas, mulheres e dinheiro, com muito convencimento com os clientes e pessoas ao seu redor, para agirem conforme ele queria.

TRANSTORNO DE PERSONALIDADE NARCÍSICA NA ARTE

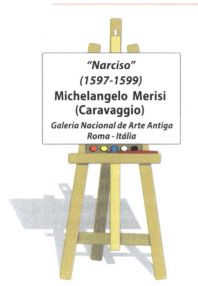

"Narciso" (1597-1599)
Michelangelo Merisi (Caravaggio)
Galeria Nacional de Arte Antiga Roma - Itália

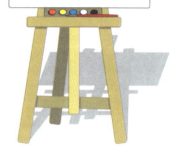

A obra não encontra meios para divagação, centrando-se apenas no ponto mais importante, **o vislumbre de Narciso pelo amor a si mesmo.**

PERSONALIDADE NO TRANSTORNO DE PERSONALIDADE NARCÍSICA

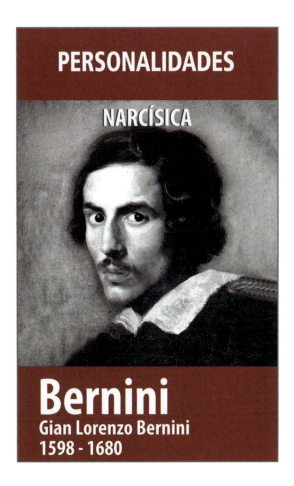

Foi um eminente artista do barroco italiano, trabalhando principalmente na cidade de Roma. Distinguiu-se como escultor e arquiteto, ainda que tivesse sido pintor, desenhista, cenógrafo e criador de espectáculos de pirotecnia. Esculpiu numerosas obras de arte, presentes até os dias atuais em Roma e no Vaticano.

Bernini era um artista de fama internacional, e Colbert, por conta do rei Luís XIV, convida-o a visitar a França. Ele parte em 1665, com o intuito de projetar uma restauração do Palácio do Louvre, e é recebido como um príncipe. Mas não realiza nenhuma obra de vulto, apenas projetos e bustos de personalidades francesas. Na volta, constrói um monumento fúnebre para Alexandre VII com a ajuda de seus alunos.

"Não me falem de nada pequeno"
(Bernini, ao propor seu projeto a Luís XIV)

PERSONAGEM NO TRANSTORNO DE PERSONALIDADE NARCÍSICA

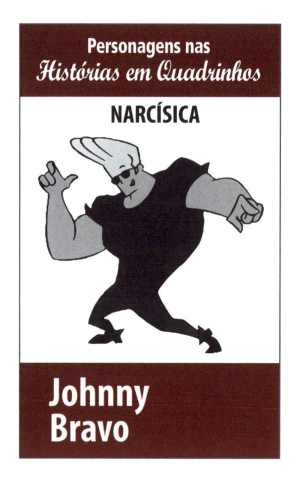

O desenho foi criado por Van Partible. Sua estreia no Cartoon Network foi em 14 de julho de 1997. Segundo ele, o personagem é inspirado em vários amigos que ele teve na juventude.

Johnny Bravo é um personagem muito estiloso. Usa usa óculos escuros e tem um topete loiro gigante, alem de um físico muito engraçado.

Johnny Bravo vive com a sua mãe, Bunny Bravo, e sempre se mete em várias confusões com os seus amigos. Johnny é extremamente vaidoso e egocêntrico.

COMORBIDADES

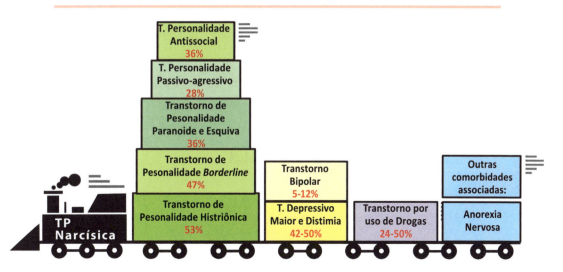

EPIDEMIOLOGIA/PREVALÊNCIA

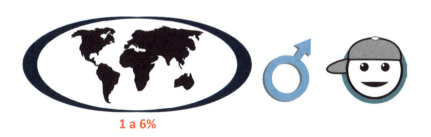

1 a 6%

- NÃO É episódio maníaco ou hipomaníaco.
- NÃO É transtorno personalidade obsessivo-compulsiva.

Inventário de Personalidade Narcisista (Narcisistic Personality Inventory, NPI – 1979).

Inventário Multifásico de Narcisismo de O'Brien (O'Brien Multiphasic Narcisism Inventory – 1987).

Escala de Traços Narcisistas (Narcisistic Trait Scale, NTS – 1987).

 Escala de Narcisismo do MMPI.

- Uso abusivo de drogas.
- São impacientes e podem ser agressivos.
- Frequentes conflitos interpessoais no ambiente de trabalho.

Riscos nos Relacionamentos
- Não suportam rejeição.
- Relações afetivas conturbadas.

F60.4 TRANSTORNO DE PERSONALIDADE HISTRIÔNICA

O QUE É

▶ Padrão de emocionalidade e busca constante por atividades nas quais seja o centro das atenções. Sentem desconforto quando isso não ocorre.

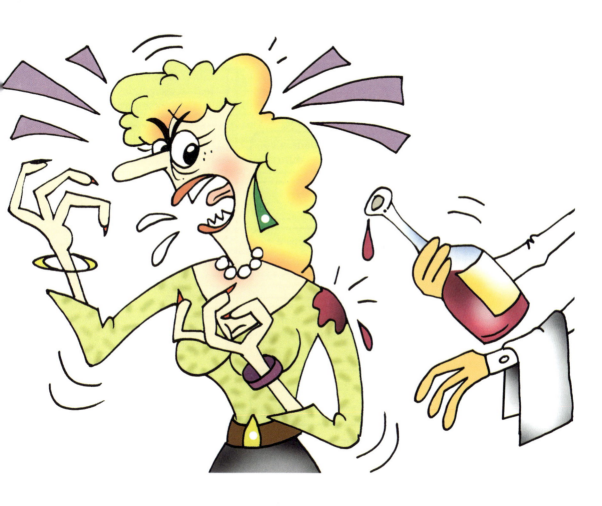

DIAGNÓSTICO CLÍNICO

CID 10

Devem ser atendidos os critérios gerais do transtorno de personalidade.
Devem estar presentes pelo menos quatro dos seguintes sintomas:

Tendência à representação de papéis, à teatralidade e à expressão exagerada das emoções.

Sugestionalidade e facilidade para se deixar influenciar pelos outros.

Afetividade lábil e superficial.

Busca imperiosa de emoções e desenvolvimento de atividades nas quais possa ser o centro das atenções.

Comportamento e aparência marcados por um desejo inapropriado de seduzir.

Preocupação excessiva com o aspecto físico.

Podem apresentar ainda: egocentrismo, indulgência para consigo, anseio de ser apreciado, sensação de ser facilmente ferido e comportamento manipulador constante para satisfazer as próprias necessidades.

DSM V

Um padrão global de emotividade excessiva e busca de atenção que se manifesta no início da idade adulta e está presente em diversos contextos, indicado por no mínimo, cinco dos seguintes critérios:

Expressa as emoções de maneira teatral, exagerada e como se estivesse representando uma cena.

É sugestionável, isto é, é facilmente influenciado pelos outros ou pelas circunstâncias.

Manifesta uma expressão emocional superficial e rapidamente variante.

Fica desconfortável em situações nas quais não é o centro das atenções.

A interação com os outros é caracterizada, frequentemente, por comportamento inadequado, sexualmente sedutor ou provocante.

Utiliza constantemente a aparência física para chamar a atenção.

O estilo da fala é excessivamente impressionista e não inclui detalhes.

Considera seus relacionamentos mais íntimos do que são na realidade.

TRAÇOS DA PERSONALIDADE HISTRIÔNICA, SEGUNDO OLDHAM E MORRIS (1995)

- Guiam-se por sensações, podendo mudar de um estado de humor a outro ao viver cada situação de forma excessivamente emotiva.
- Efusivos e com grande imaginação, são propensos ao romance e ao melodrama.
- Precisam dos elogios e dos favores como algo básico de sua vida.
- Ativos e espontâneos deixando-se levar pela situação de maneira impulsiva.
- Preocupados com a aparência, seguem as tendências de moda.
- Realizam-se com sua sexualidade, são sedutores e encantadores.
- Gostam de ser o centro das atenções e, quando conseguem, aproveitam a situação.
- Avaliam as pessoas em função das emoções que lhes provocam.
- Sua vida é cheia de cores, repleta de acontecimentos. Parece mais interessante que a dos outros, sendo capazes de transformar um fato corriqueiro em um episódio teatral.
- Demonstram abertamente seus sentimentos, deixando suas emoções à vista de todo o mundo.
- Reagem diante de qualquer situação, emocionando-se e mudando a validade de suas emoções com facilidade.
- São muito efusivos e passionais, chegando a enfadar-se de maneira explosiva com alguém, mas sem chegar a ser rancorosos.
- Hábeis para interpretar os sinais não verbais dos demais.

CARACTERÍSTICAS CLÍNICAS, SEGUNDO CABALLO

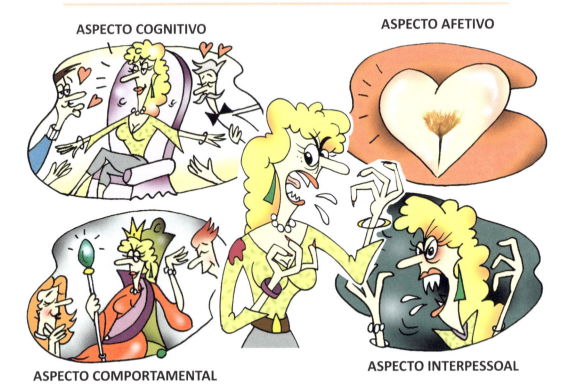

Aspectos Cognitivos do Transtorno de Personalidade Histriônica

- Habilidade para interpretar as emoções dos demais.
- Criativos, competitivos, egocêntricos.
- Falta de empatia.
- Pensamento impulsivo, vago, pouco analítico.
- Confiam nas intuições mais do que na análise das situações.
- Esquecidos, irresponsáveis.
- Otimistas, confiam nos outros.
- Dispostos a agradar os outros.
- Facilmente influenciáveis, principalmente por figuras de autoridade.
- Notável preocupação pela atração física.
- Muito sensíveis à rejeição.
- Podem dissociar facilmente seu "eu interior" de seu "eu público".
- Necessidade de gratificação imediata; frustram-se facilmente.
- Evitam pensamentos introspectivos, sobretudo aqueles que tornam conscientes suas necessidades de dependência e outros que sejam especialmente perturbadores.
- Atenção dispersa pelos detalhes.
- Suscetibilidade para a distração.
- Incapacidade para concentrar-se e envolver-se em tarefas cognitivas complexas.
- Necessidade de aprovação e apoio social.

Aspectos Afetivos do Transtorno de Personalidade Histriônica

- Baixa tolerância à frustração e ao tédio.
- Emocionalmente instáveis.
- Alteração dramática e superficial do estado de humor.
- Mal-estar se não forem o centro das atenções.
- Alta dependência emocional dos demais.
- Respostas emocionais exageradas, mutantes, superficiais.

Aspectos Comportamentais do Transtorno de Personalidade Histriônica

- Comportamento teatral, no qual a expressão de seus sentimentos parece mais superficial que profunda ou real.
- Apesar de apresentarem uma imagem inicial de boa vontade, são incapazes de mantê-la quando as relações requerem profundidade e persistência.
- Ativam-se e reagem com facilidade.
- Tem aparência sedutora e encantadora.
- Caprichosos e exibicionistas.
- Tem comportamento de flerte e sexualmente provocador para com os demais.
- Impulsivos e extrovertidos, buscam constantemente ativação.
- Manifestam facilmente interesse pelos demais.
- Busca ativa da atenção dos que os rodeiam, que costumam ser muito conhecidos e pouco amigos de verdade.
- São capazes de estabelecer rapidamente novas relações, mas têm problemas para mantê-las em longo prazo.
- Utilizam suas habilidades para serem simpáticos, sociáveis e até mesmo interpessoalmente exploradores.
- Seu desejo de obter a aprovação, o afeto, o apoio e os elogios dos que os rodeiam faz com que se comportem em função das experiências dos outros.

Aspectos Interpessoais do Transtorno de Personalidade Histriônica

Visão dos demais
- Sedutivos, receptivos, admiradores, protetores.

Visão de si mesmo
- Impressionante, encantador, atraente, sedutor.

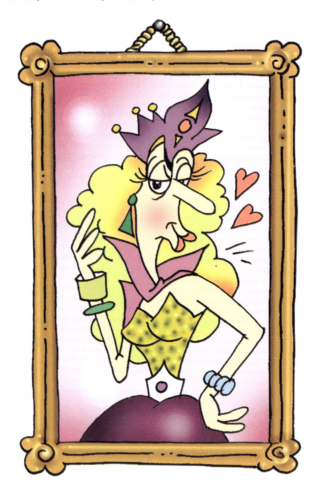

- A palavra histriônico é de origem latina, que significa "ator".
- Os esquizoides e esquivos parecem ser os tipos que mais atenuam a expressão emocional dos histriônicos.
- Podem apresentar disfunções sexuais: anorgasmia e impotência.

HISTÓRIA DO CONCEITO

XII Dinastia Egípcia
1980 a.C. – 1790 a.C.

"Papiro de Lahun" (Kahun) – VI Tratado Médico – 1800 a.C.

O conceito "histeria" foi denominado no antigo Egito em papiros. O **Papiro de Lahun** descreve **quatro histórias de mulheres**: uma, que recusava sair da cama, se lavar e se arrumar; outra, doente da vista e tinha dores cervicais; outra, a terceira, sofria de dor nos dentes e nas mandíbulas e não podia abrir a boca; e a quarta tinha dores musculares difusas e nas órbitas. [...].

HIPÓCRATES
460 a.C. – 370 a.C.

"Da Natureza da Mulher" 60 a.C.

A mobilidade do **útero** (*hystera*): "Esta afecção sobrevém, sobretudo nas mulheres que não têm relações sexuais e nas mulheres de certa idade, mais do que nas jovens…"

Kurt Schneider
1887-1967

"Las Personalidades Psicopáticas" – 1923.

Recomendou a substituição de "histeria" pela expressão de "busca de atenção", justificando que, assim, diminuiria o julgamento moral e o significado amplo e vago do termo.

Associação Americana de Psiquiatria

"Diagnostic and Statistical Manual of Mental Disorders" – DSM I – 1952.

Determinava diferença entre os aspectos neuróticos da histeria e os traços da personalidade **histérica ou personalidade emocionalmente instável**, como era qualificado naquele momento.

Associação Americana de Psiquiatria

"Diagnostic and Statistical Manual of Mental Disorders" – DSM III – 1980.

Excluiu o termo histeria, substituindo-o por Transtorno de Personalidade Histriônica.

TRANSTORNO DE PERSONALIDADE HISTRIÔNICA NO CINEMA

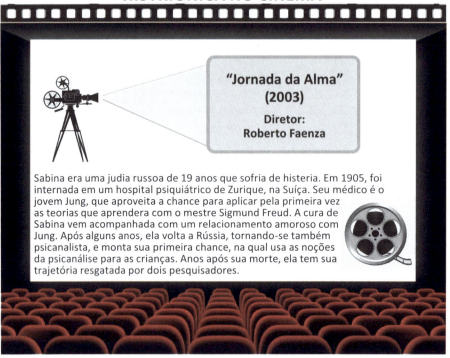

"Jornada da Alma" (2003)

Diretor: Roberto Faenza

Sabina era uma judia russoa de 19 anos que sofria de histeria. Em 1905, foi internada em um hospital psiquiátrico de Zurique, na Suíça. Seu médico é o jovem Jung, que aproveita a chance para aplicar pela primeira vez as teorias que aprendera com o mestre Sigmund Freud. A cura de Sabina vem acompanhada com um relacionamento amoroso com Jung. Após alguns anos, ela volta a Rússia, tornando-se também psicanalista, e monta sua primeira chance, na qual usa as noções da psicanálise para as crianças. Anos após sua morte, ela tem sua trajetória resgatada por dois pesquisadores.

TRANSTORNO DE PERSONALIDADE HISTRIÔNICA NA ARTE

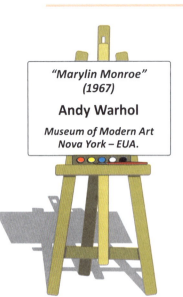

"Marylin Monroe" (1967)

Andy Warhol

Museum of Modern Art Nova York – EUA.

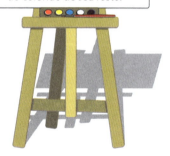

O pintor procurou retratar a imagem com cores vibrantes e congeladas de uma das mais trágicas personalidades de Holywood. Deixou os defeitos de impressão, dando ênfase na encenação do colorido de seu rosto.

PERSONALIDADE NO TRANSTORNO DE PERSONALIDADE HISTRIÔNICA

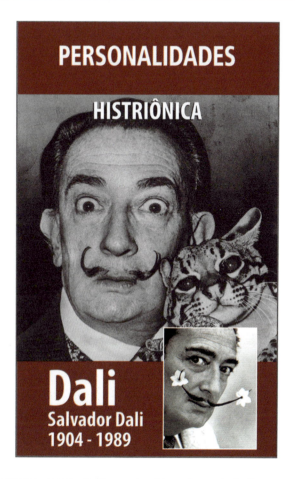

    Foi um importante pintor catalão, conhecido pelo seu trabalho surrealista. O trabalho de Dalí chama a atenção pela incrível combinação de imagens bizarras, oníricas, com excelente qualidade plástica. Dalí foi influenciado pelos mestres do classicismo. O seu trabalho mais conhecido, "A Persistência da Memória", foi concluído em 1931.

    O amor a tudo o que é excessivo, sua paixão pelo luxo e por roupas orientais. Tinha uma reconhecida tendência a comportamentos e realizações extravagantes direcionadas a chamar a atenção, o que por vezes incomodava aqueles que apreciavam a sua arte, ao mesmo tempo que incomodava os seus críticos, já que sua forma de estar teatral e excêntrica tendia a eclipsar o seu trabalho artístico.

PERSONAGEM DO TRANSTORNO DE PERSONALIDADE HISTRIÔNICA

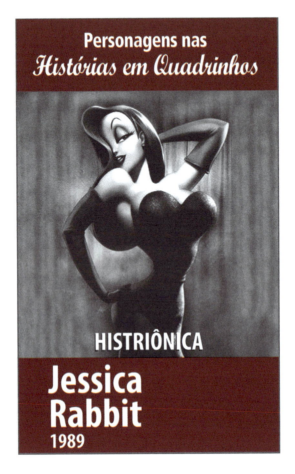

É uma personagem de desenho animado criada por Robert Zemeckis. O desenho pareceu pela primeira vez no filme: "Who Framed Roger Rabbit". Jessica tem características bastante marcantes, como seus seios avantajados, os cabelos ruivos, a cintura bastante fina com o quadril grande e a voz incrivelmente sedutora. O desenho foi administrado pela Disney.

A personagem foi inspirada nas atrizes Veronica Lake e Rita Hayworth.

COMORBIDADES

Transtornos da Alimentação, Disfunções Sexuais, Transtorno de Ansiedade, Transtornos Dissociativos e Distimia.
Transtornos de Personalidade: *Borderline*, Narcisista, Antissocial e Dependente.

EPIDEMIOLOGIA/PREVALÊNCIA

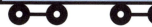

2 a 3%

- Há indícios de prevalência familiar.
- Parece ser mais comum entre parentes em primeiro grau de pacientes.
- Há vulnerabilidade de fatores temperamentais hereditários.
- Os antecedentes socioculturais do indivíduo também devem ser levados em consideração.

- NÃO É transtorno ciclotímico.
- NÃO É transtorno bipolar.
- NÃO É transtorno de personalidade *borderline*.
- NÃO É transtorno de personalidade narcísica.
- NÃO É transtorno de personalidade antissocial.
- NÃO É transtorno de personalidade dependente.

MMPI-II9 (Depressão – Histeria).

- Na ânsia por chamar a atenção, podem provocar acidentes ou tentativas de suicídio.
- Explosivos, porém, não rancorosos.

Riscos nos Relacionamentos
- As pessoas servem para serem manipuladas e seduzidas diante do teatro que o histriônico encena.
- Não cercear suas ideias de fazer coisas novas, planos e capacidades.

F60.31 TRANSTORNO DE PERSONALIDADE *BORDERLINE*

▸ Comprometimento da autoimagem e das preferências internas, com prejuízo da identidade.

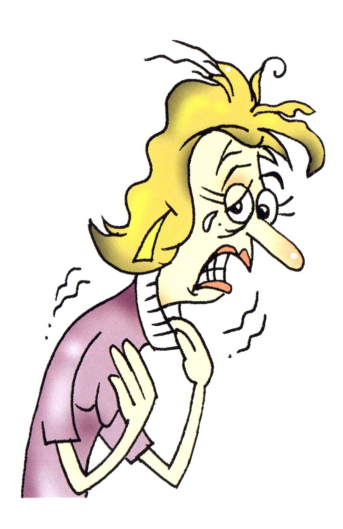

DIAGNÓSTICO CLÍNICO

CID 10

Devem ser atendidos os critérios gerais do transtorno de personalidade.
TIPO IMPULSIVO - Devem ser encontrados pelo menos três dos seguintes sintomas, dos quais um deles deve ser o 2:

Acentuada predisposição a agir de forma inesperada e sem levar em conta as consequências.

Acentuada predisposição a apresentar um comportamento tendencioso e a ter conflito com os outros, especialmente quando as ações impulsivas são impedidas ou censuradas.

Tendência a apresentar arrebatamentos de ira e violência, com incapacidade para controlar os próprios comportamentos explosivos.

Dificuldades para manter atividades duradouras que não ofereçam recompensa imediata.

Estado de humor instável e caprichoso.

TIPO BORDERLINE – *Devem estar presentes pelo menos três sintomas dos mencionados no critério B anterior, aos quais devem ser acrescentados pelo menos dois dos seguintes:*

Alterações ou dúvidas acerca da imagem de si mesmo, dos próprios objetivos e das preferências íntimas (incluindo as sexuais).

Facilidade para ver-se envolvido em relações intensas e instáveis, que com frequência acabam em crises emocionais.

Esforços excessivos para evitar o abandono.

Reiteradas ameaças ou atos de agressão contra si mesmo.

Sensações crônicas de vazio.

DSM V

Um padrão geral de instabilidade nas relações interpessoais, na autoimagem e na afetividade, e uma acentuada impulsividade, que tem se manifestado no começo da idade adulta e está presente em diversos contextos, indicado por cinco seguintes critérios:

Impulsividade em pelo menos duas áreas, que pode ser potencialmente perigosa para o sujeito (p. ex.: gastos, sexo, direção perigosa, abuso de drogas, ataques de gula, etc.).

Ira inapropriada e intensa ou dificuldades para controlá-la.

Instabilidade afetiva devido a uma grande reatividade do estado de humor.

Ideias paranóides transitórias relacionadas com o estresse ou sintomas dissociativos graves.

Alteração da identidade: instabilidade acentuada e resistente da autoimagem ou do sentimento de *self.*

Um padrão de relações interpessoais instáveis e intensas caracterizado por alternância entre os extremos de idealização e desvalorização.

Esforços frenéticos para evitar um abandono real ou imaginário.

Ameaças, gestos ou comportamentos suicidas recorrentes ou comportamentos de automutilação.

Sentimento crônico de vazio.

TRAÇOS DA PERSONALIDADE *BORDERLINE*, SEGUNDO OLDHAM E MORRIS (1995)

- Precisam estar vinculados emocionalmente a alguém de forma intensa.
- Suas relações são regidas pela paixão; para eles, nada é supérfluo, e seguem a lei do "tudo ou nada".
- No terreno emocional, entregam-se inteiros de forma ativa e esperam ser correspondidos do mesmo modo.
- São pessoas espontâneas, às quais nada amedronta; buscadores de risco e possuidores de um significado diferente da diversão, concebida como sem limites.
- Uma de suas principais características é a sua tremenda atividade e criatividade, assim como sua capacidade de indução sobre os demais, devido à sua grande iniciativa.
- Sua grande curiosidade os torna possuidores de uma inquietude pelo desconhecido que os leva a se envolver no conhecimento de novas culturas e filosofias de vida.

CARACTERÍSTICAS CLÍNICAS, SEGUNDO CABALLO

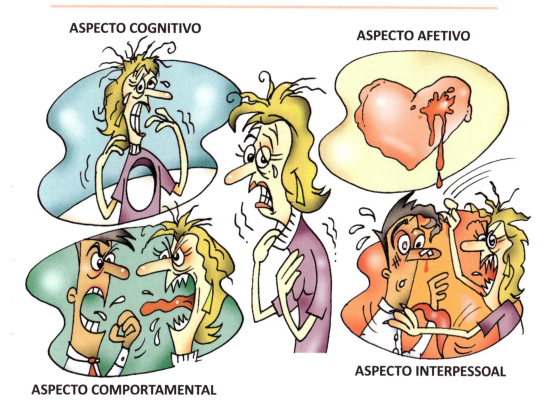

Aspectos Cognitivos do Transtorno de Personalidade *Borderline*

- Pensamentos flutuantes e atitudes ambivalentes em relação aos demais e até a si mesmo.
- Falta de propósitos para estabilizar suas atitudes ou emoções.
- Incapacidade para manter estáveis seus processos de pensamento.
- Dificuldades para aprender com as experiências passadas.
- Carecem de um senso estável de quem são.
- Autoimagens instáveis e extremas.
- Sensações crônicas de vazio.
- Pensamentos antecipatórios de abandono.
- Valores, escolha de carreira e objetivos em longo prazo instáveis.
- Temor excessivo de ser desprezado.
- Sentimento aterrador acerca da solidão, não suportam estar sozinhos.
- Pensamentos dicotômicos em suas relações interpessoais: ou é muito bom ou é muito mau.
- Percepção das pessoas importantes do ambiente que flutua com rapidez, desde a idealização até a desvalorização.
- Menor capacidade para processar as informações devido a seus problemas para centrar a atenção e perda consequente de dados relevantes.

- Locus de controle externo, culpando os outros quando as coisas vão mal.
- Frequentes autorreprovações, castigos e autocríticas.
- Pensamento rígido, inflexível, impulsivo.
- Baixa tolerância à frustração.
- Aborrecem-se facilmente.
- Constante previsão do abandono por parte de alguém querido, levando-os a manifestar ansiedade, culpa, depressão e hostilidade.
- Costumam regressar a etapas anteriores do desenvolvimento quando se vêem em situações estressantes (os níveis de tolerância à ansiedade, o controle de impulsos e a adaptação social tornam-se imaturos).
- Podem ter episódios micropsicóticos quando estão em situações de grande estresse.
- Presença de idéias paranoides transitórias, despersonalização, perda do senso de realidade ou sintomas dissociativos em situações de estresse.

Aspectos Afetivos do Transtorno de Personalidade *Borderline*

- Podem experimentar uma ativação emocional elevada, sendo muito sensíveis aos estímulos emocionais negativos.
- Instabilidade afetiva devido a uma notável reatividade do estado de humor.
- Emoções contraditórias.
- Os estados de humor contrários e seu equilíbrio emocional encontram-se constantemente oscilando em extremos.
- Ira intensa, inapropriada e facilmente desencadeada que implica uma perda de controle emocional, especialmente quando se sentem frustrados ou decepcionados.
- Quando perdem o controle, mostram agitação e excitação física.
- Seu estado de humor não concorda com a realidade.
- Sentimentos de vazio ou tédio.
- Intenso sentimento de vergonha, ódio e ira dirigidos a si mesmos.
- Tendência a inibir respostas emocionais negativas, especialmente as associadas com dor e perdas, incluindo tristeza, culpa, vergonha, ansiedade ou pânico.

Aspectos Comportamentais do Transtorno de Personalidade *Borderline*

- Níveis elevados de inconsistência e irregularidade, bastante imprevisíveis.
- Padrões de aparência mutante e vacilante.
- Níveis de energia não usuais, provocados por explosões inesperadas de impulsividade.
- Provocam brigas e conflitos com frequência.
- Comportamentos recorrentes de automutilação ou suicídio.
- Comportamento paradoxal em suas relações interpessoais (apesar de buscar a atenção e o afeto, o fazem de um modo contrário e manipulador, suscitando a rejeição).
- Relações interpessoais intensas e caóticas.
- Excessivamente dependentes dos outros.
- Adaptação social em nível superficial.
- Predisposição a dar passeios solitários para "refletir".
- Comportamentos frequentes para proteger-se da separação.
- Frequentes chantagens emocionais e atos de irresponsabilidade (suicídio, jogo patológico, abuso de substâncias psicoativas, grandes ataques de gula).

Aspectos Interpessoais do Transtorno de Personalidade *Borderline*

Visão dos demais
- Fortes, protetores, suspeitos (ou todo o contrário).
- Cruéis, perseguidores (ou todo o contrário).

Visão de si mesmo
- Instável, desvalido, dependente, vazio.
- A autoestima depende da emoção que sentirem

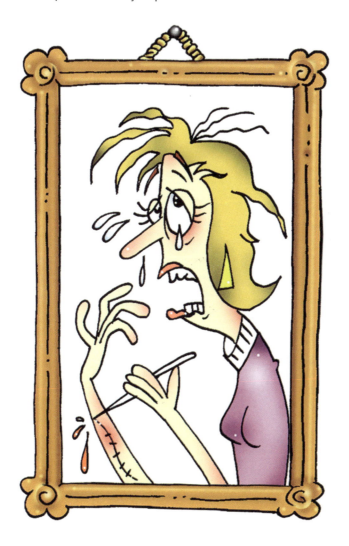

- Alterações fisiológicas: inconstância nos padrões de sono/vigília.
- Manifestam oscilações importantes de seu estado de humor desde a juventude.
- 10% procuram centros ambulatoriais para tratamento.

HISTÓRIA DO CONCEITO

ARETEU
Século I d. C.

"De causis et signis acutorum – diuturnorum morborum"
"De curation acutorum – diuturnorum morborum"
Século I d.C.

Descreveu a presença hesitante de **raiva impulsiva, melancolia e mania,** dentro de uma única pessoa.

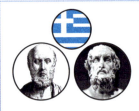

HIPÓCRATES   HOMERO
460 a.C – 370 a.C   Século VIII a.C.

"Escritos/Tratados/ Aforismos reconhecidos como constituintes do corpus" – Século VI d.C.

Escreveram a coexistência de intenso humor divergente dentro de um indivíduo.

Theóphile Bonet
1620-1689

"Folie maniac-mélancolique" – 1684

Somou a **impulsividade e os estados de humor instáveis** em uma síndrome que denominou *folie maniac-mélancolique.*

Emil Kraepelin
1856-1926

"Maniac Depressiv Insanity and Paranoia" – 1921

Criou o termo "personalidade excitável", aproximando com os sintomas atuais do transtorno de personalidade *borderline*.

Kurt Schneider
1887-1967

"Las Personalidades Psicopáticas" – 1923

Denominou os sintomas de mudanças repentinas do estado de humor, com tendência constitucional às reações ocasionais de irritabilidade, em "personalidade lábil".

Associação Americana de Psiquiatria

"Diagnostic and Statistical Manual of Mental Disorders" – DSM III – 1980

Neste sistema diagnóstico, a síndrome **borderline, deixa de ser uma noção relativamente generalizada de estados intermediários neurose-psicose,** para ser um distúrbio específico de personalidade.

TRANSTORNO DE PERSONALIDADE *BORDERLINE* NO CINEMA

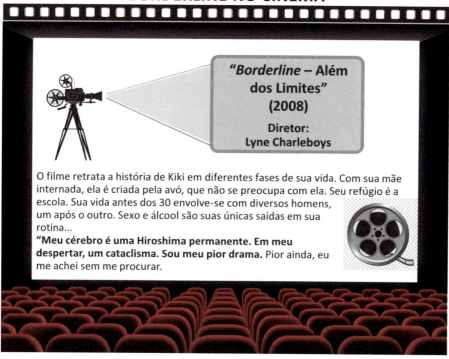

"Borderline – Além dos Limites" (2008)
Diretor: Lyne Charleboys

O filme retrata a história de Kiki em diferentes fases de sua vida. Com sua mãe internada, ela é criada pela avó, que não se preocupa com ela. Seu refúgio é a escola. Sua vida antes dos 30 envolve-se com diversos homens, um após o outro. Sexo e álcool são suas únicas saídas em sua rotina...
"Meu cérebro é uma Hiroshima permanente. Em meu despertar, um cataclisma. Sou meu pior drama. Pior ainda, eu me achei sem me procurar.

TRANSTORNO DE PERSONALIDADE *BORDERLINE* NA ARTE

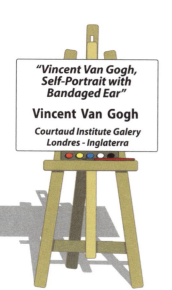

"Vincent Van Gogh, Self-Portrait with Bandaged Ear"
Vincent Van Gogh
Courtaud Institute Galery
Londres - Inglaterra

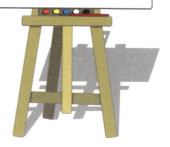

A obra revela autorretrato do artista, que **foi pintada logo após ele ter voltado para casa do hospital**, em razão da mutilação de sua **própria orelha** e usando uma bandagem proeminente. Van Gogh retrata-se em seu estúdio, vestindo, sobretudo e chapéu.

PERSONALIDADE NO TRANSTORNO DE PERSONALIDADE *BORDERLINE*

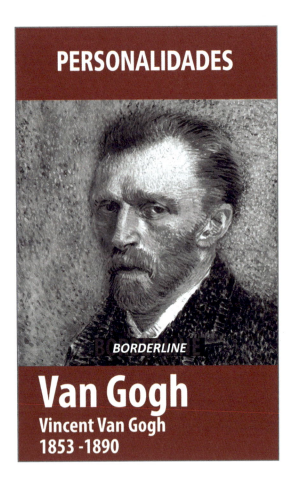

Vincent van Gogh nasceu na Holanda, filho de um pastor. Em 1873, viajou para Londres. Visitou Paris pela primeira em 1874.

Em 1883, começou a pintar e, em 1885-1886, frequentou a academia em Antuérpia, onde ficou entusiasmado com impressões japonesas.

Em 1888, Van Gogh instalou-se em Arles, Provença, onde foi visitado por Gauguin e pintou sua já famosa série "Girassóis". No ano seguinte, um colapso nervoso levou-o a um sanatório em St. Remy. Foi nesse período que ele executou 'A Wheatfield, com ciprestes' . Em 1890, sofrendo de uma nova crise, deu um tiro no próprio peito e morreu dois dias depois.

Van Gogh não obteve sucesso durante sua vida, sendo considerado um louco e um fracassado. Ficou famoso depois de sua morte, permanecendo na imaginação pública como a quintessência do gênio incompreendido, o artista **"em que discursos sobre loucura e criatividade convergem"**.

COMORBIDADES

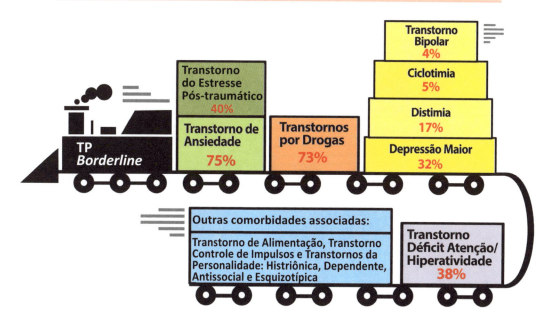

EPIDEMIOLOGIA/PREVALÊNCIA

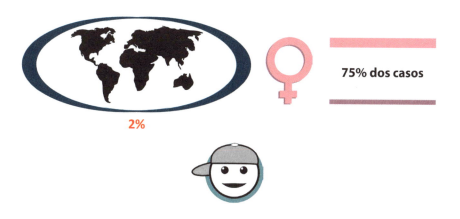

- Evidências sugerem alguma relação com o estresse pós-traumático.
- Abuso sexual e físico.
- Transtornos orgânicos cerebrais.
- Herança genética estimada em 40%.

- NÃO É transtorno ciclotímico.

PDQ (Personality Diagnostic Questionaire-IV, Hiler 1994).

Inventário de Personalidade *Borderline* (Borderline Personality Inventory, BPI; Leichsenring, 1999).

Questionário de Autolesões (Self-Harm Inventory, SHI).

Questionário de Trauma Infantil (Child Trauma Questionnaire, CTQ; Bernstein, 1994).

Entrevista Diagnóstica para Pacientes *Borderline* (Diagnostic Interview for Borderline Patients, DIB).

▶ Instabilidade afetiva e impulsividade com gastos financeiros, sexo, uso de drogas e compulsão alimentar, trazendo prejuízos pessoais.
▶ Tentativas de suicídio ou atos autolesivos.

Riscos nos Relacionamentos
▶ Tende a se envolver em relacionamentos intensos e instáveis, do tipo: *"podem amar como ninguém e odiar como ninguém"*.
▶ Conflitos interpessoais quando suas ações impulsivas são impedidas e/ou reprovadas.

CONDOMÍNIO DOS TRANSTORNOS DA PERSONALIDADE

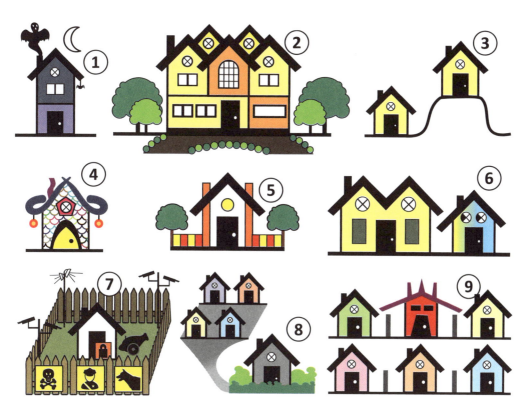

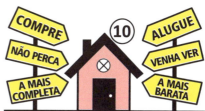

LEGENDA: **1) Esquizotípico:** Coisas estranhas acontecem naquela casa; **2) Narcisista:** A maior casa a mais luxuosa; **3) Esquizoide:** Intolerância pela proximidade de outras casas; **4) Histriônico:** Casa com ênfase nos adornos, para dar um efeito cênico; **5) Obsessivo:** Perfeição no alinhamento da casa e arrumação dos complementos; **6) Dependente:** Precisa da outra casa para sentir-se protegida; **7) Paranoide:** A casa deve estar protegida, pois o mundo é perigoso; **8) Esquivo:** A casa afasta-se e esconde-se o máximo possível das demais; **9) Antissocial:** A casa intimida e desrespeita a boa convivência; **10)** *Borderline:* A casa que tenta evitar o abandono.

SEÇÃO III

TRANSTORNOS DO CONTROLE DE IMPULSOS

F63 TRANSTORNOS DO CONTROLE DE IMPULSOS

▸ Atos repetidos que não têm nenhuma motivação racional não planejados e involuntários,que geralmente prejudicam os interesses do próprio paciente e de outraspessoas.
▸ Intenso e constante desejo de experimentação.

DIAGNÓSTICO CLÍNICO

- ▸ Crescente tensão ou excitação antes de cometer o ato.
- ▸ Prazer, satisfação ou alívio ao cometê-lo.
- ▸ Poderá ou não haver arrependimento ou culpa.
- ▸ Facilitado pela fadiga, estimulação incessante e/ou trauma psíquico.
- ▸ Desejo por emoções, riscos e estímulos.
- ▸ Tendem a ser desinibidos.
- ▸ Comportamento agressivo se houver frustração e angústia.

Algumas definições de impulsividade

▸ Incoercibilidade do desejo e incapacidade de adiamento de uma gratificação (Castellani; Rugle, 1995).
▸ Capacidade reduzida de reflexão e maior precipitação a um ato (Barrat,1985).
▸ Exacerbação do desejo de experimentação (Zukerman, 1994; Cloninger, 1986).

Segundo Moeller, Barrat, Dougherty, Schmitz e Swann (2001), a impulsividade ocorre quando:

▸ Há mudanças no curso da ação sem que seja feito um julgamento consciente prévio.
▸ Ocorrem comportamentos impensados.
▸ Manifesta-se tendência a agir com menor nível de planejamento em comparação a indivíduos de mesmo nível intelectual.

HISTÓRIA DO CONCEITO DE IMPULSIVIDADE

Jean-Etienne Dominique Esquirol
1772-1840

"Des Maladies Mentales" – 1838

Descreveu a "monomania instintiva", em pacientes que apresentavam impulsos irresistíveis, em oposição às suposições de uma falha moral. Usou a cleptomania como um de seus exemplos clínicos.

Karl Theodor Jaspers
1883-1969

"Algemeine Psychopatologie" – 1913

Descreveu três aspectos dos fenômenos volitivos: "... o impulso primário, sem conteúdo e sem direção; o instinto natural que tende inconscientemente a um fim e o ato de vontade que produz representações conscientes de finalidade, com conhecimento dos meios e das consequências".

Emil Kraepelin
1856-1926

"Psychiatrie" – 1915

Descreveu a perda de controle ao nomear o comprar excessivo de oniomania, visto em mulheres, comparando-o ao comportamento de jogar descontrolado identificado em homens.

Sigmund Freud
1856-1939

"Introdução do Narcisismo, ensaios de metapsicologia e outros textos – Os instintos e seus destinos" – 1915

"A finalidade do instinto é sempre a satisfação, que somente pode ser alcançada pela supressão do estado de estimulação da fonte do instinto."

Paul Eugen Bleuler
1857-1939

"Textbook of Psychiatry" – 1924

Descreveu os "Impulsos Reativos". Inclusão da oniomania entre os "impulsos reativos" juntamente com piromania e cleptomania.

Ernest S. Barrat
1925-2005

"Escala de Impulsividade de Barratt" – BIS 11 – 1959

A Escala mede três aspectos da impulsividade: impulsividade atencional, impulsividade motora, e impulsividade por não planejamento.

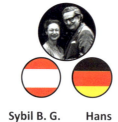

Sybil B. G. Eysenck
1927-

Hans J.Eysenck
1916-1997

"Eysenck Impulsivity Scale" – 1978.

Avaliação de três traços de personalidade: impulsividade, ousadia e empatia, que determinará a indicação para a ocorrência de riscos.

Eric Hollander
1962 -

"Espectro de Transtorno Impulsivo" – 2006.

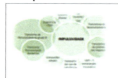

A natureza da impulsividade como uma esfera de sintoma central dos Transtornos do Controle de Impulsos e outros Transtornos.

EPIDEMIOLOGIA/PREVALÊNCIA

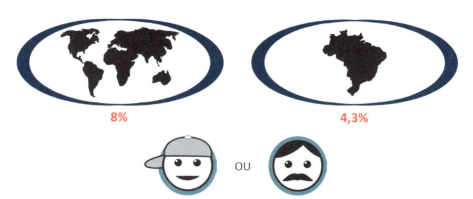

8% 4,3%

▸ Aumento da vulnerabilidade para filhos com dependência de drogas e transtorno do humor

NEUROBIOLOGIA

Serotonina (5-HT) × Impulsividade Agressiva

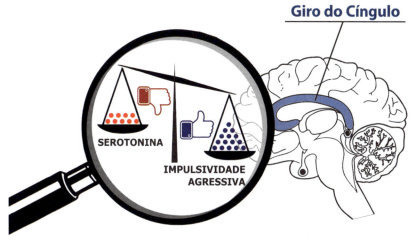

Lobo Frontal

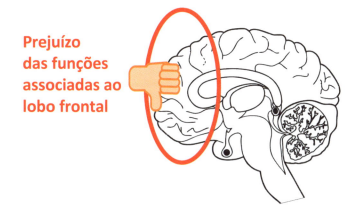

Consequências Comportamentais

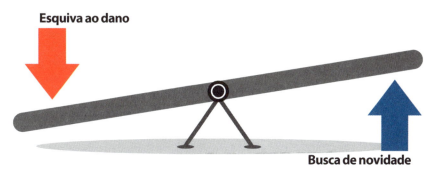

COMORBIDADES

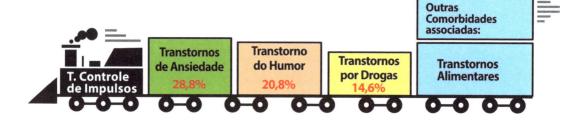

- NÃO É uso excessivo de álcool ou drogas.
- NÃO É transtorno envolvendo comportamento sexual.
- NÃO É transtorno obsessivo compulsivo.
- NÃO É devido aos efeitos de uma condição médica geral.

 Escala Barratt de Impulsividade (Barratt Impulsivity Scale) – BIS 11. Avaliação dos tipos de Impulsividade.

 Eysenck Impulsivity Scale. Avaliação de três traços de personalidade, que determinará a inclinação para ocorrência de riscos.

- Tentativas de suicídio com variação de 20% a 85%.

F63.0 JOGO PATOLÓGICO

O QUE É

▸ Frequentes e repetidos episódios de jogo que dominam a vida do indivíduo levando-o a enorme comprometimento de seus bens materias, vida afetiva e profissional.
▸ Incluído entre os Transtornos Relacionados às Substâncias e Transtornos Aditivos.

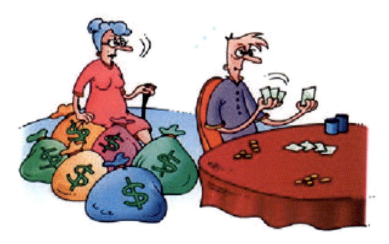

DIAGNÓSTICO CLÍNICO

DESCOBRINDO

▸ Jogo incessante.
▸ Apostas cada vez maiores.
▸ Incapacidade de controle.
▸ Inquietação para o ato.
▸ Repetição do jogo como busca de recuperação do prejuízo.
▸ Arrisca tudo pelo jogo (família, emprego, etc.) e comete atos ilegais para conseguir mais dinheiro.
▸ Curso crônico e progressivo.
▸ Alguns indivíduos apresentam as seguintes características: competitivos, com excesso de energia, inquietos e sensivelmente entediados.
▸ Distorções do pensamento: negações, superstições, sentimentos de poder e controle, e excesso de confiança.

REFINAMENTO TÉCNICO

▸ Principais jogos: bingo, caça-níqueis, carteado, loterias e jogos eletrônicos (games).
▸ Características encontradas na infância: violência, abuso sexual e perdas significativas.
▸ 70 a 90% de adultos já apostaram em algum tipo de jogo de azar no decorrer da vida.
▸ Apresentam diversos comportamentos ritualizados durante o jogo.

Fases do jogo
▸ Fase da vitória: marcada por experiências iniciais positivas com o jogo.
▸ Fase da perda: a perseguição ao ganho á assessiva, aumentando o valor das apostas, em que as perdas são frequentes. Aqui ocorre a primeira quebra financeira, forçando-o a pedidos de empréstimos.

▸ Fase do desespero: muitas dívidas e uma má reputação levam-no a jogar mais e usar recursos ilegais. Depressões frequentes.

Subtipos de jogadores patológicos
▸ Subtipo impulsivo: caracterizam-se por homens adultos, com elevado comportamento de risco e baixa capacidade de planejamento.
▸ Subtipo obsessivo-compulsivo: composto em sua maioria por mulheres na meia-idade, utilizando o jogo como estratégia de enfrentamento de sintomas afetivos.
▸ Subtipo aditivo: integrado por homens e com significativa comorbidade com o uso de álcool.

EPIDEMIOLOGIA/PREVALÊNCIA

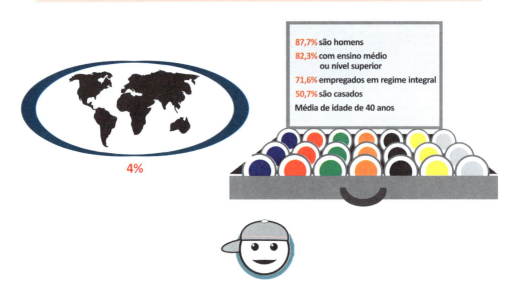

▸ Pais alcoolistas ou usuários de drogas.
▸ 25% dos portadores têm também um dos pais portadores do transtorno.
▸ Dependência semelhante à dependência química.

COMORBIDADES

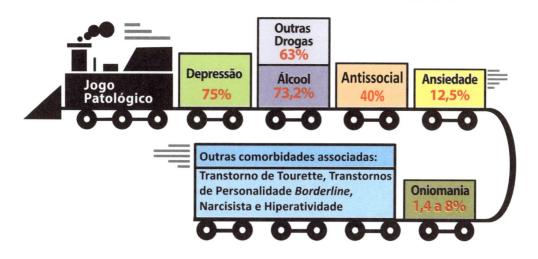

O JOGO PATOLÓGICO NO CINEMA

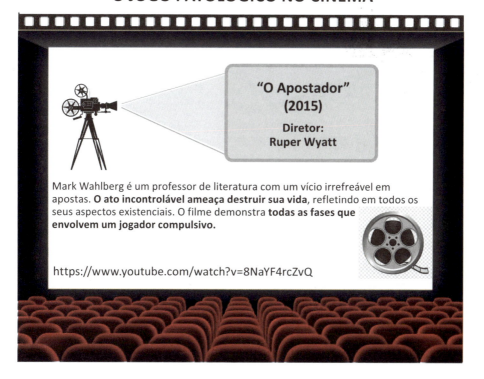

O JOGO PATOLÓGICO NA ARTE

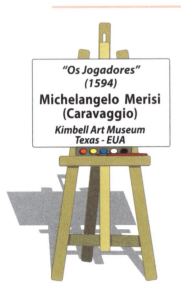

"Os Jogadores" (1594)
Michelangelo Merisi (Caravaggio)
Kimbell Art Museum
Texas - EUA

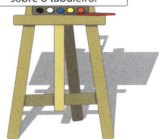

Jovens jogadores de cartas, revelando o vício em jogo. O objetivo da cobiça: uma pilha de moedas sobre o tabuleiro.

O JOGO PATOLÓGICO NA LITERATURA

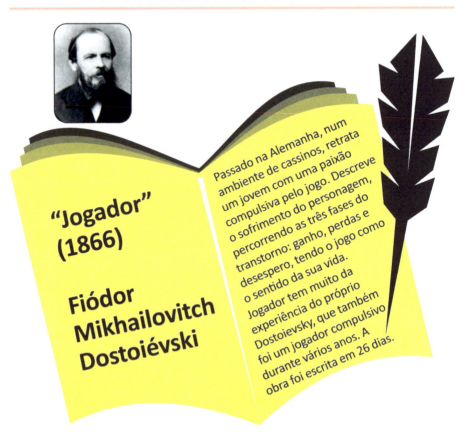

"Jogador" (1866)

Fiódor Mikhailovitch Dostoiévski

Passado na Alemanha, num ambiente de cassinos, retrata um jovem com uma paixão compulsiva pelo jogo. Descreve o sofrimento do personagem, percorrendo as três fases do transtorno: ganho, perdas e desespero, tendo o jogo como o sentido da sua vida. O Jogador tem muito da experiência do próprio Dostoievsky, que também foi um jogador compulsivo durante vários anos. A obra foi escrita em 26 dias.

- NÃO É episódio maníaco.
- NÃO É transtorno bipolar.
- NÃO É jogo social.
- NÃO É transtorno de personalidade.

Escala de Rastreio de Jogo de South Oaks. SOGS (South Oacks Gambling Screen), para avaliação do Jogo Patológico.

Escala SOGS-RA – (South Oaks Gambling Screen). Versão revisada para adolescentes, para o Jogo Patológico.

Questionário Lie-Bet (LBQ), para triagem do Transtorno do Jogo.

- A presença de múltiplas adições coloca o jogador patológico em alto risco de prisão, ou comportamento marginal.
- Daqueles indivíduos em tratamento para jogo patológico, 17% já tentaram o suicídio.

F63.8 OUTROS TRANSTORNOS DO CONTROLE DE IMPULSOS

DEPENDÊNCIA POR COMPRAS (ONIOMANIA)

▸ Excesso de preocupações e desejos repentinos, na aquisição de objetos, sem planejamento prévio, sendo incapaz de controlar compras e gastos financeiros.

DIAGNÓSTICO CLÍNICO

▸ Excitação, satisfação ou alívio ao cometê-lo.
▸ O comportamento pode trazer consequências morais e legais.
▸ Os bens comprados são de pouca ou nenhuma utilidade.
▸ Curso crônico.
▸ Há associação entre aquisição dos objetos e recompensa (alívios das emoções negativas).

Quando o comprar é problemático
▸ Impulso irresistível para comprar.
▸ Elevadamente angustiante.
▸ Compras excessivas, sem a devida necessidade.
▸ Perda significativa de tempo.
▸ Prejuízos nos aspectos familiar, ocupacional e financeiro.

As quatro etapas da compra compulsiva
1 - Antecipação: sentem vontade de comprar.
2 - Preparação: começam a se preparar para compras e gastos, p. ex.: decidir aonde ir, o que vestir e quais cartões de crédito usar.
3 - A compra: fase mais importante – indivíduos experimentam um alívio temporário ou um grande senso de excitação.
4 - Gastar: logo depois de comprar o item, começam a se sentirem frustrados com suas ações.

▸ Oniomania ou Compra Compulsiva = (do Grego: *oné* – comprar, mania – loucura).
▸ O comportamento excessivo de comprar não ocorre exclusivamente durante períodos de hipomania ou mania.
▸ Segundo Kraepelin (1915), a mulher compradora compulsiva vive situações estimulantes e arriscadas semelhantes ao que o homem vive arriscadamente no jogo patológico.
▸ Segundo Bleuler (1924): "O elemento particular, é a impulsividade; eles não podem evitá-la..."

HISTÓRIA DO CONCEITO

Emil Kraepelin
1856-1926

"Psychiatrie" – 1915.

Descrito pela primeira vez com a denominação oniomania ou "impulso patológico".

Paul Eugen Bleuler
1857-1939

"Textbook of Psychiatry" – 1924

Concluiu que esse **transtorno de compra compulsiva** é uma forma de impulso reativo ou insanidade impulsiva, e ele agrupou-o com a cleptomania e piromania.

ONIOMANIA NO CINEMA

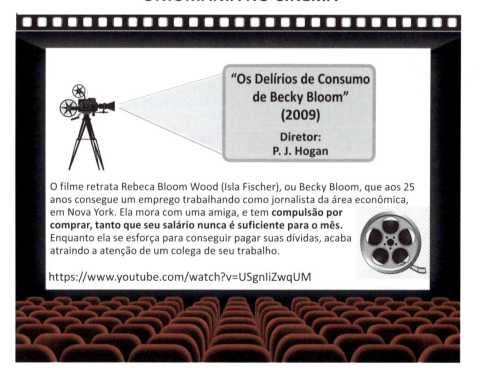

"Os Delírios de Consumo de Becky Bloom" (2009)

Diretor: P. J. Hogan

O filme retrata Rebeca Bloom Wood (Isla Fischer), ou Becky Bloom, que aos 25 anos consegue um emprego trabalhando como jornalista da área econômica, em Nova York. Ela mora com uma amiga, e tem **compulsão por comprar, tanto que seu salário nunca é suficiente para o mês.** Enquanto ela se esforça para conseguir pagar suas dívidas, acaba atraindo a atenção de um colega de seu trabalho.

https://www.youtube.com/watch?v=USgnIiZwqUM

PERSONALIDADE NA ONIOMANIA

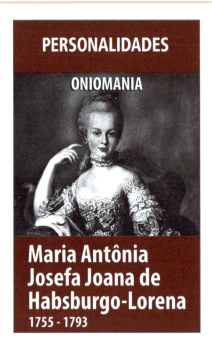

Foi uma arquiduquesa da Áustria e rainha consorte da França e Navarra. Décima quinta e penúltima filha de Francisco I do Sacro Império Romano-Germânico, e da imperatriz Maria Teresa da Áustria, casou-se em abril de 1770, aos 14 anos de idade, com o então delfim de França (que subiria ao trono em maio de 1774 com o título de Luís XVI), numa tentativa de estreitar os laços entre os dois inimigos históricos.

Grande ostentadora, ela promovia muitas festas, corridas de cavalos e gastava fortunas em jóias. Seus hábitos extravagantes se tornaram alvo da revolta da população.

COMORBIDADES

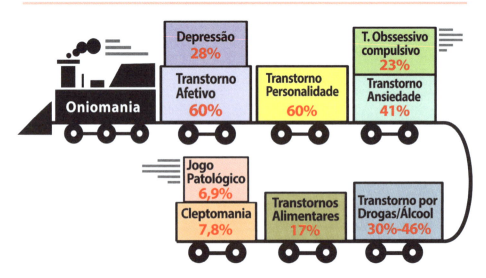

EPIDEMIOLOGIA/PREVALÊNCIA

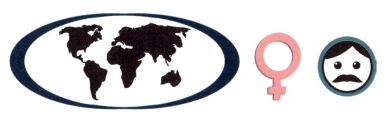

2 a 8%

▸ Incidência familiar em transtornos do humor, ansiedade e transtorno pelo uso de drogas.
▸ Fatores neurobiológicos, genéticos e ambientais.

▸ NÃO é transtorno obsessivo-compulsivo.
▸ NÃO é transtorno bipolar.

 Bergen Shopping Addiction Scale(2014).

 Entrevista Motivacional (EM).

▸ Poderá trazer comprometimento legal.

Outras dependências comportamentais
▸ Dependência de internet.
▸ Dependência de jogos eletrônicos (crianças e adolescentes).
▸ Compulsão sexual.
▸ Compulsão alimentar.
▸ Transtorno de escoriação.
▸ Comportamento focado no corpo.

Outros não catalogados nas classificações diagnósticas
▸ Amor patológico e ciúme excessivo.

F63.1 PIROMANIA

O QUE É

▸ Atos ou tentativas (várias) de atear fogo em propriedades ou outros objetos, sem motivo aparente, além de preocupação com fogo e incêndio.

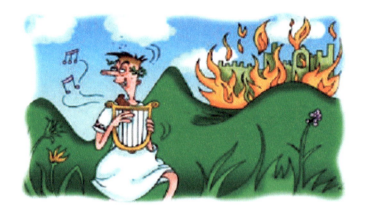

DESCOBRINDO

DIAGNÓSTICO CLÍNICO

▸ Comportamento incendiário deliberado e proposital em mais de uma ocasião.
▸ Tensão ou excitação afetiva antes do ato, e satisfação e prazer ao incendiar e ver os resultados.
▸ Adora tudo que diz respeito ao fogo.
▸ O incêndio provocado não tem outra intensão que não seja sua excitação.
▸ Indiferença quanto às consequências do ato.
▸ Podem tornar-se profissionais que combatem incêndios.

REFINAMENTO TÉCNICO

▸ A piromania verdadeira é rara.
▸ Kraepelin a descreveu como "insanidade impulsiva".
▸ Freud: desenvolvimento psicossexual incomum.
▸ 3,3% dos indivíduos com sintomas de piromania estavam no sistema prisional.
▸ Gatilhos precipitadores: estresse, tédio, sentimentos de inadequação e conflitos interpessoais.
▸ Comportamento raro na infância.

CRIADOR DO CONCEITO

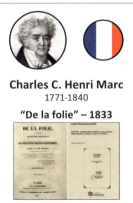

Charles C. Henri Marc
1771-1840

"De la folie" – 1833

Utilizado pela primeira vez, por Charles C. H. Marc, em 1833: "Monomanie Incendiare" (incendiários insanos).

EPIDEMIOLOGIA/PREVALÊNCIA

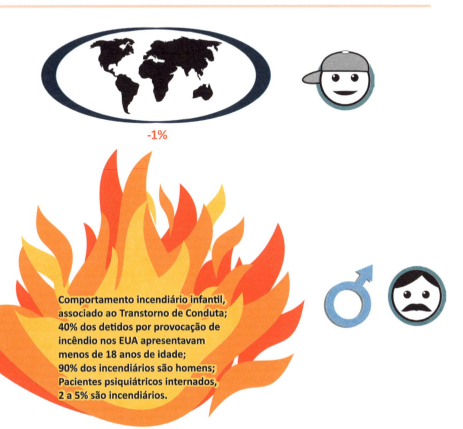

-1%

Comportamento incendiário infantil, associado ao Transtorno de Conduta; 40% dos detidos por provocação de incêndio nos EUA apresentavam menos de 18 anos de idade; 90% dos incendiários são homens; Pacientes psiquiátricos internados, 2 a 5% são incendiários.

NEUROBIOLOGIA

Disfunção Frontal

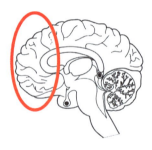
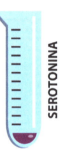

COMORBIDADES

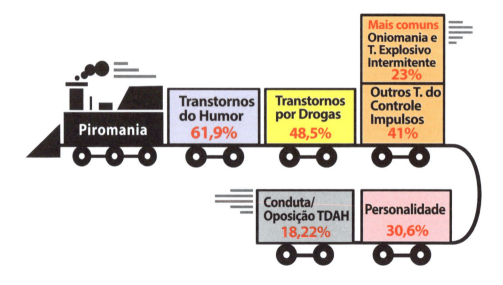

A PIROMANIA NO CINEMA

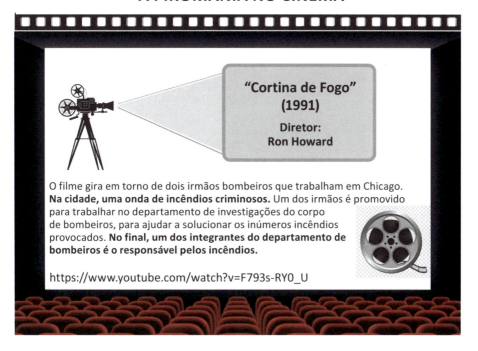

**"Cortina de Fogo"
(1991)**

Diretor:
Ron Howard

O filme gira em torno de dois irmãos bombeiros que trabalham em Chicago. **Na cidade, uma onda de incêndios criminosos.** Um dos irmãos é promovido para trabalhar no departamento de investigações do corpo de bombeiros, para ajudar a solucionar os inúmeros incêndios provocados. **No final, um dos integrantes do departamento de bombeiros é o responsável pelos incêndios.**

https://www.youtube.com/watch?v=F793s-RY0_U

A PIROMANIA NA ARTE

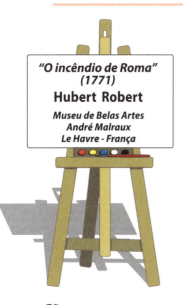

**"O incêndio de Roma"
(1771)
Hubert Robert**

*Museu de Belas Artes
André Malraux
Le Havre - França*

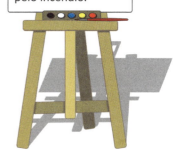

Nesta obra, o artista revela **a glória e a destruição de Roma.** É provável que o Imperador Nero seja um dos responsáveis pelo incêndio.

- NÃO É transtorno de conduta.
- NÃO É episódio maníaco.
- NÃO É personalidade antissocial.

F63.2 CLEPTOMANIA

O QUE É

▸ Impulso irresistível e recorrente de furtar objetos, de pouca importância para si.

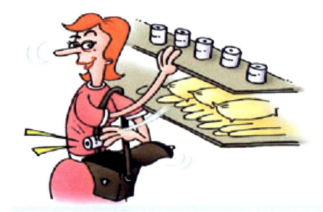

DESCOBRINDO

DIAGNÓSTICO CLÍNICO

▸ Ausência de ganho pessoal (material).
▸ Tensão ou excitação antes do ato, e satisfação e prazer ao consumir o furto.
▸ É um ato solitário, realizado sem um cúmplice.
▸ O furto não tem outra intenção que seja sua excitação e alívio de sintomas.
▸ Os objetos furtados podem ser armazenados, presenteados ou jogados fora.
▸ Consciência que o ato é moralmente falho e sem sentido.

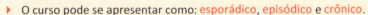

REFINAMENTO TÉCNICO

▸ O curso pode se apresentar como: esporádico, episódico e crônico.
▸ Médico suíço, André Matthey, em 1816, usou pela primeira vez o termo: "Klopemanie", para descrever pessoas que impulsivamente roubavam itens desnecessários por exclusiva insanidade.
▸ Em 1838, Esquirol e Marc modificaram o termo para "kleptomanie" ("loucura de roubar", em grego).
▸ Mais tarde, Laségue fez uma descrição do clássico paciente cleptomaníaco: "Uma dona de casa de meia-idade, respeitada, que rouba lojas."
▸ O fenômeno sugere aquisição de tolerância, com necessidade de furtar objetos maiores e mais valiosos.
▸ O indivíduo tende a esconder o ato, favorecendo a cronicidade da doença.
▸ Gatilhos motivadores: ansiedade, sintoma depressivo, solidão e baixa autoestima.
▸ 80% sofrem flagrantes.

EPIDEMIOLOGIA/PREVALÊNCIA

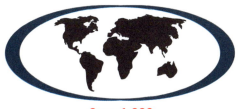

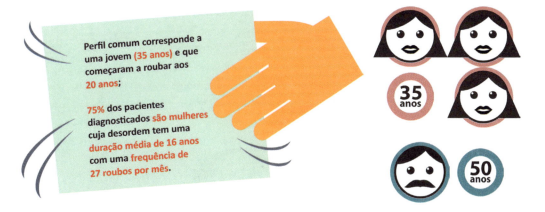

▸ Possibilidade de parentes de primeiro grau de cleptomaníacos, apresentarem altas taxas de Transtorno Obsessivo-Compulsivo e Transtorno por uso de álcool e outras drogas.

COMORBIDADES

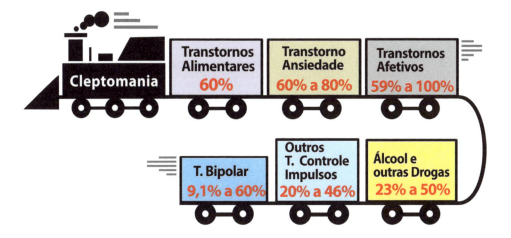

NEUROBIOLOGIA

▸ Outra possibilidade do surgimento do transtorno:

Lesão no lobo frontal

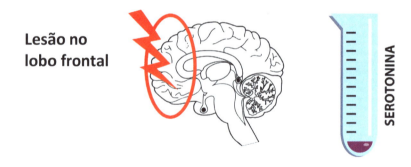

CICLO DO IMPULSO

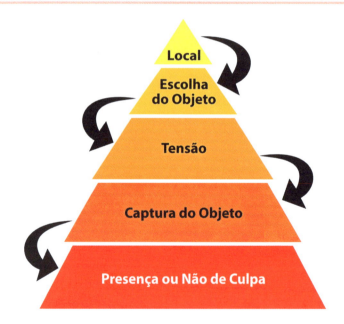

A CLEPTOMANIA NO CINEMA

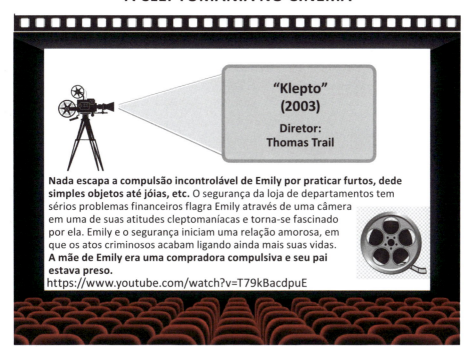

"Klepto" (2003)
Diretor: Thomas Trail

Nada escapa a compulsão incontrolável de Emily por praticar furtos, dede simples objetos até jóias, etc. O segurança da loja de departamentos tem sérios problemas financeiros flagra Emily através de uma câmera em uma de suas atitudes cleptomaníacas e torna-se fascinado por ela. Emily e o segurança iniciam uma relação amorosa, em que os atos criminosos acabam ligando ainda mais suas vidas. **A mãe de Emily era uma compradora compulsiva e seu pai estava preso.**
https://www.youtube.com/watch?v=T79kBacdpuE

A CLEPTOMANIA NA LITERATURA

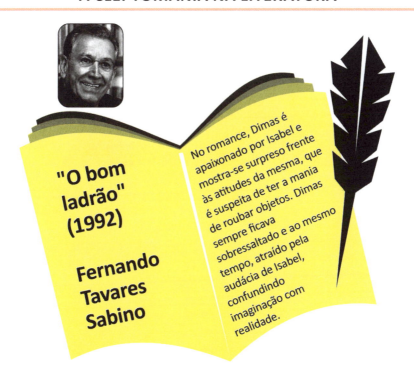

"O bom ladrão" (1992)

Fernando Tavares Sabino

No romance, Dimas é apaixonado por Isabel e mostra-se surpreso frente às atitudes da mesma, que é suspeita de ter a mania de roubar objetos. Dimas sempre ficava sobressaltado e ao mesmo tempo, atraído pela audácia de Isabel, confundindo imaginação com realidade.

Escala Obsessivo-Compulsivo Yale-Brown-(K-YBocs).

Escala de Avaliação dos Sintomas de Cleptomania (K-SAS).

- NÃO É transtorno mental orgânico – consequência de prejuízo de memória ou inteligência.
- NÃO É personalidade antissocial.
- NÃO É transtorno de conduta.
- NÃO É episódio maníaco ou depressivo com roubo.

- O suicídio chega a ser considerado uma forma de interromper a prática.
- Podem ocasionar problemas legais, familiares, ocupacionais e pessoais.

F63.3 TRICOTILOMANIA

O QUE É

▸ Transtorno crônico caracterizado pelo impulso irresistível de arrancar os próprios cabelos ou pelos do corpo.
▸ Pode ser classificado dentro do espectro do "Transtorno Obsessivo-Compulsivo".

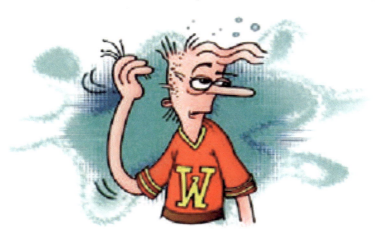

DIAGNÓSTICO CLÍNICO

▸ Comportamento recorrente de arrancar os cabelos, resultando em perda capilar perceptível.
▸ O ato não tem outra intenção que não seja a excitação do paciente.
▸ Tensão ou excitação antes do ato, e satisfação e prazer ao consumir o mesmo (arrancar os cabelos).
▸ Podem compreender: axilas, púbis e perirretal, e ainda sobrancelhas e cílios.
▸ Sofrimento e/ou prejuízo social e ocupacional.

▸ Padrão variável entre o impulso e a compulsão.
▸ Rituais de simetria e/ou contagem.
▸ Provável etiologia multifatorial, precipitada ou exacerbada por estressores ambientais precoces ou atuais.
▸ Uma biópsia é útil para confirmar diagnóstico e diferenciar o transtorno de *alopecia areata* ou *Tinea capitis*.
▸ Possível associação com a prática de roer unhas, coçar-se, morder-se e escoriar-se.
▸ O ato pode perdurar de minutos a horas.
▸ Na infância, o transtorno pode desenvolver-se em um período de estresse, porém revela-se de fácil resolução.
▸ Apresentam vergonha e embaraço, disfarçando a perda dos cabelos.
▸ Estudos revelaram a presença de poliformismos genéticos.
▸ Prática habitual na infância: 25% roem unhas e engolem cabelos. Observadas também atitudes de automutilação.

EPIDEMIOLOGIA/PREVALÊNCIA

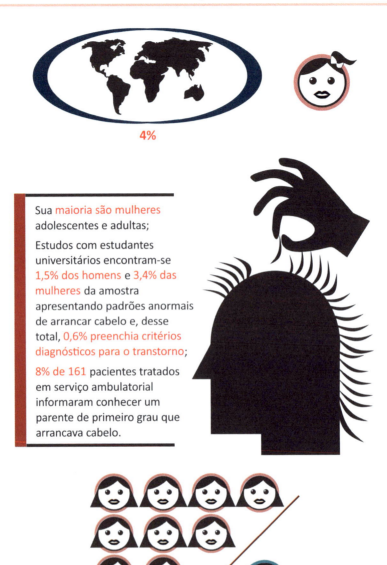

4%

Sua maioria são mulheres adolescentes e adultas;

Estudos com estudantes universitários encontram-se 1,5% dos homens e 3,4% das mulheres da amostra apresentando padrões anormais de arrancar cabelo e, desse total, 0,6% preenchia critérios diagnósticos para o transtorno;

8% de 161 pacientes tratados em serviço ambulatorial informaram conhecer um parente de primeiro grau que arrancava cabelo.

▸ Parentes apresentam maior frequência de transtorno obsessivo-compulsivo.

CRIADOR DO CONCEITO

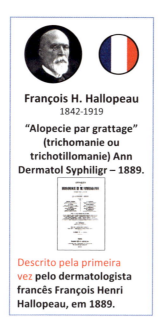

François H. Hallopeau
1842-1919

"Alopecie par grattage" (trichomanie ou trichotillomanie) Ann Dermatol Syphiligr – 1889.

Descrito pela primeira vez pelo dermatologista francês François Henri Hallopeau, em 1889.

COMORBIDADES

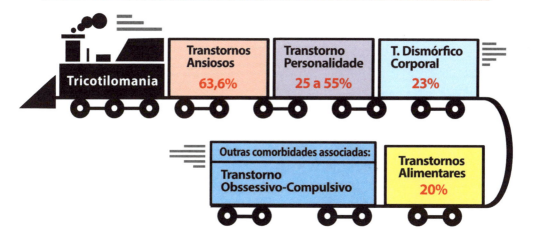

Prevalência de retirada dos fios e probabilidade de comê-los:

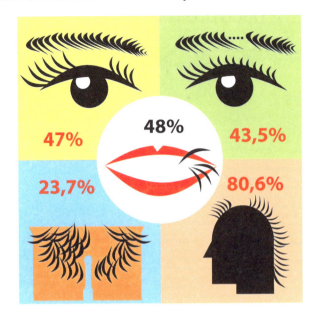

NEUROBIOLOGIA

▸ Associado à diminuição do volume do estriado (putâmen esquerdo), e redução do volume do córtex frontal esquerdo.

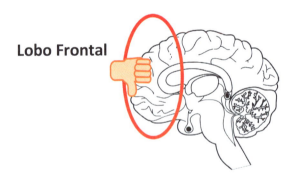

A TRICOTILOMANIA NO CINEMA

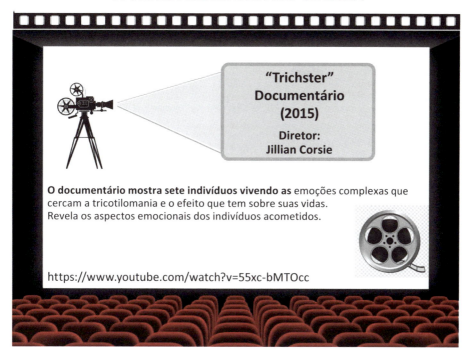

"Trichster"
Documentário
(2015)

Diretor: Jillian Corsie

O documentário mostra sete indivíduos vivendo as emoções complexas que cercam a tricotilomania e o efeito que tem sobre suas vidas. Revela os aspectos emocionais dos indivíduos acometidos.

https://www.youtube.com/watch?v=55xc-bMTOcc

A TRICOTILOMANIA NA ARTE

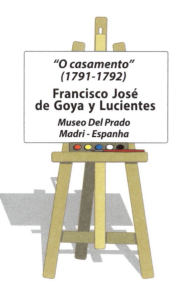

"O casamento"
(1791-1792)
Francisco José de Goya y Lucientes
Museo Del Prado
Madri - Espanha

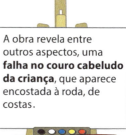

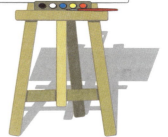

A obra revela entre outros aspectos, uma **falha no couro cabeludo da criança**, que aparece encostada à roda, de costas.

- NÃO É transtorno de movimento estereotipado.
- NÃO É devido à inflamação local preexistente.
- NÃO É secundário a delírio ou alucinação.
- NÃO É explicado por outro transtorno médico nem se deve a uma condição médica geral.
- NÃO É transtorno obsessivo compulsivo.

Escala Massachusets General Hospital – Hairpulline Scale – MG – HPS. Escala de Arrancar Cabelo-EAC-MGH (versão brasileira), para Tricotilomania.

Trichotillomania Symptom Severity Scale (TSSS).

Premonitory Urge for Tics Scale (PUTS). (Avalia aspectos impulsivos do Transtorno de Tricotilomania).

Testes neuropsicológicos revelam prejuízo no desempenho de habilidades espaciais e função executiva.

F63.8 TRANSTORNO EXPLOSIVO INTERMITENTE

- Repetidos e rápidos episódios de heteroagressividade e destruição material, sem motivos plausíveis.
- Recentemente incluídas as agressões verbais e não destrutivas.
- Classificado na CID 10 como Outros Transtornos de Hábitos dos Impulsos.

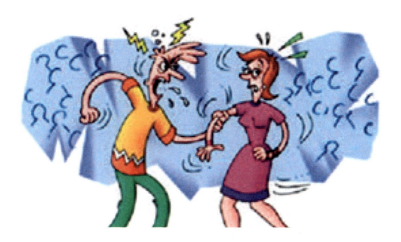

DIAGNÓSTICO CLÍNICO

- Curso episódico e crônico.
- Geralmente acompanhado de piromania.
- Tensão antes do ato, com consequente alívio quando de sua realização e sucedidos por intenso arrependimento.
- O grau de agressividade aplicada é demasiadamente desproporcional a provocação do estímulo.
- Incapacidade de controlar os comportamentos impulsivos-agressivos.
- Violação dos direitos alheios, colocando o indivíduo em conflito com normas sociais ou figuras de autoridade.
- As explosões são geralmente de curta duração e freqüentes.
- Precisam ocorrer pelo menos em média duas vezes na semana, no período mínimo de três meses.
- De início rápido, durante menos de 30 minutos.
- É raro, geralmente diagnóstico de exclusão, em razão da baixa procura para tratamento, ocultando a real prevalência do transtorno.

EPIDEMIOLOGIA/PREVALÊNCIA

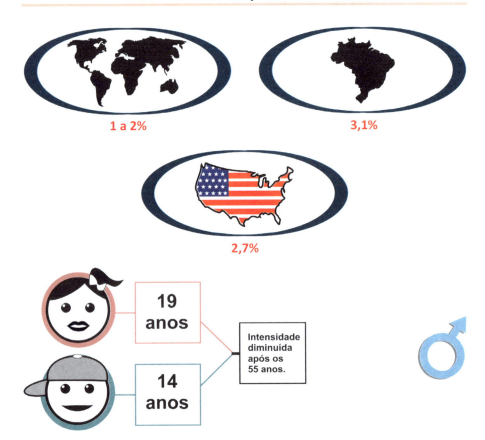

- Raro o início após os 40 anos de idade.
- Há relação entre trauma infantil e ataques de raiva.

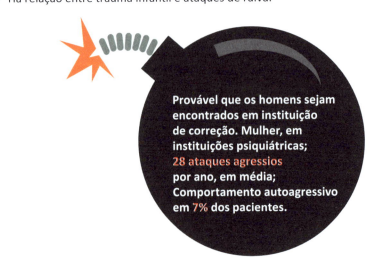

- Etiologia para fatores biológicos, psicológicos e sociais.
- Fatores genéticos surgem em parentes de primeiro grau, denotando comportamento impulsivo agressivo.

COMORBIDADES

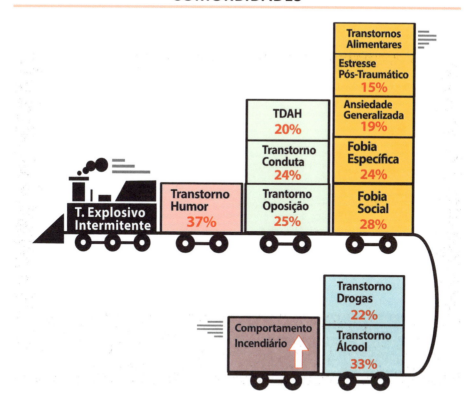

NEUROBIOLOGIA

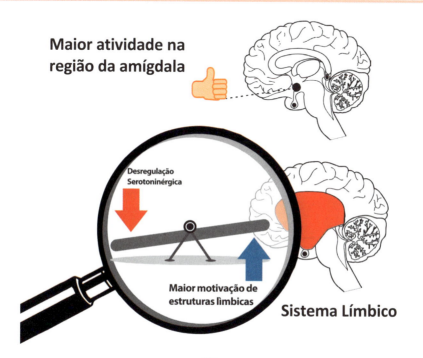

O TRANSTORNO EXPLOSIVO INTERMITENTE NO CINEMA

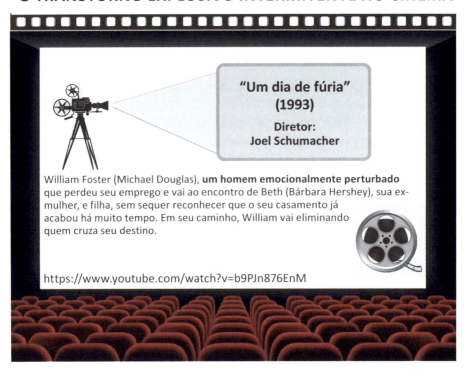

"Um dia de fúria" (1993)
Diretor: Joel Schumacher

William Foster (Michael Douglas), **um homem emocionalmente perturbado** que perdeu seu emprego e vai ao encontro de Beth (Bárbara Hershey), sua ex-mulher, e filha, sem sequer reconhecer que o seu casamento já acabou há muito tempo. Em seu caminho, William vai eliminando quem cruza seu destino.

https://www.youtube.com/watch?v=b9PJn876EnM

O TRANSTORNO EXPLOSIVO INTERMITENTE NA ARTE

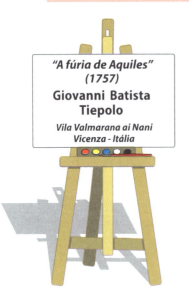

"A fúria de Aquiles" (1757)
Giovanni Batista Tiepolo
Vila Valmarana ai Nani Vicenza - Itália

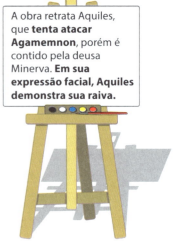

A obra retrata Aquiles, que **tenta atacar Agamemnon**, porém é contido pela deusa Minerva. **Em sua expressão facial, Aquiles demonstra sua raiva.**

- NÃO É transtorno bipolar.
- NÃO É transtorno por uso de drogas.
- NÃO É transtorno psicótico.
- NÃO É transtorno de personalidade.
- NÃO É traumatismo craniano.

Inventário Staxi (State Trait Anger Expression Inventory).

Inventário de Expressão da Raiva como Estado e Traço – Staxi.

Sinais neurológicos suaves (p. ex.: reflexos assimétricos).

F65 PARAFILIAS

▸ São chamados de transtornos de preferência sexual, recorrentes e caracterizam-se por fantasias sexuais especializadas e necessidade, pelo indivíduo, de um objeto ou de objetos inaceitáveis socialmente para a sua satisfação sexual, que se tornam exclusivos e acabam influenciando toda a sua vida.

DIAGNÓSTICO CLÍNICO

▸ São secretas em virtude do repúdio social e são intensificadas pelo estresse.
▸ De forma atenuada, e em acordo com o parceiro sexual, pode ser considerada uma alternativa para a vida sexual.
▸ Também conhecidas pela, denominação de desvios e perversões.

HISTÓRIA DO CONCEITO

Heinrich Kaan
1816-1893

"Psychopathia Sexualis" – 1846

Definição do que Kaan chamou de "doenças mentais sexuais", começando assim, com o uso de termos como "desvio", "aberração" e "perversão".

A taxomania do autor consiste em seis "aberrações": masturbação, pederastia, amor lésbico, necrofilia, bestialidade e violação de estátuas.

Surgimento da sexualidade e das "aberrações sexuais" no campo psiquiátrico.

Richard V. Krafft-Ebing
1840-1902

"Psychopathia Sexualis" – 1886

É o primeiro levantamento sobre as diferentes formas de perversões sexuais.

Henry Havelock Ellis
1859-1939

"Sexual Inversion" – 1897

Primeiro livro médico em inglês sobre a homossexualidade.
Publicou também alguns trabalhos sobre uma variedade de práticas e inclinações sexuais, incluindo a psicologia dos transgêneros.

Sigmund Freud
1856-1939

"Três Ensaios sobre a Teoria da Sexualidade" – 1905

Argumentou **que "a perversão" estava presente mesmo entre as pessoas saudáveis. A sexualidade humana é, em si, aberrante e perversa,** dada a inexistência de um padrão fixo e invariável de comportamento sexual: assim, nos força a supor que os desejos para as perversões não são em si, muito raros, devendo construir parte do que passa como constituição normal.

Magnus Hirschfeld
1868-1935

"Homosexuality of Men and Women" – 1914

Desenvolveu a *teoria do terceiro sexo*, segundo o qual os homossexuais estariam numa posição intermediária entre o homem heterossexual e a mulher heterossexual. Junto a essa teoria estava a ideia de que os seres humanos não podem ser taxativamente divididos em homem ou mulher. Em vez disso, Hirschfeld teorizou que os seres humanos possuem elementos masculinos e femininos em proporções variáveis.

EPIDEMIOLOGIA/PREVALÊNCIA

PARAFILIA NO CINEMA

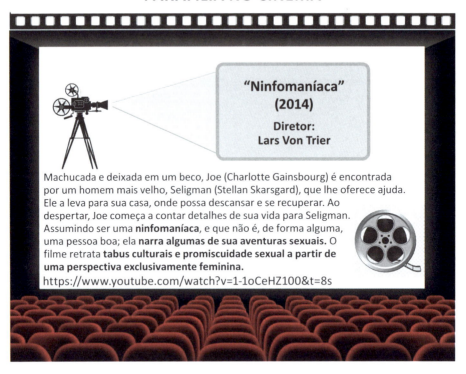

"Ninfomaníaca" (2014)
Diretor: Lars Von Trier

Machucada e deixada em um beco, Joe (Charlotte Gainsbourg) é encontrada por um homem mais velho, Seligman (Stellan Skarsgard), que lhe oferece ajuda. Ele a leva para sua casa, onde possa descansar e se recuperar. Ao despertar, Joe começa a contar detalhes de sua vida para Seligman. Assumindo ser uma **ninfomaníaca**, e que não é, de forma alguma, uma pessoa boa; ela **narra algumas de sua aventuras sexuais.** O filme retrata **tabus culturais e promiscuidade sexual a partir de uma perspectiva exclusivamente feminina.**
https://www.youtube.com/watch?v=1-1oCeHZ100&t=8s

PARAFILIA NA ARTE

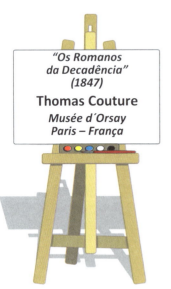

"Os Romanos da Decadência" (1847)
Thomas Couture
Musée d´Orsay Paris – França

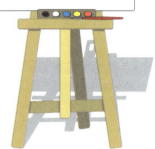

Na obra, o pintor revela um cenário repleto dos **prazeres da vida, entre eles as relações sexuais promíscuas entre os romanos.**

COMORBIDADES

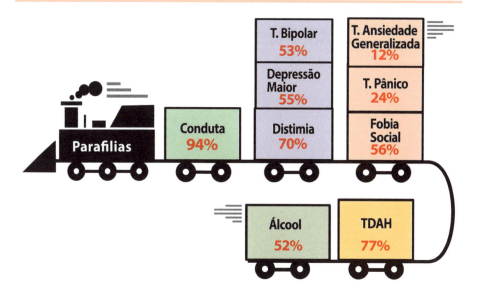

Escala de Rastreamento de Dependência de Sexo.

Static-99 / Static-99R – Sex Offender Risk (avalia o risco de agressão sexual).

Sexual Compulsivity Scale (SCS) (indica os níveis da sintomatologia).

Compulsive Sexual Behavior Inventory (CSBI-22) (avalia a capacidade de controlar o comportamento sexual e a experiência de violência sexual).

- A compulsão pode ocasionar atos ilegais com severas repercussões judiciais.
- Poderá ser de forma intensa e danosa para si e outros.

F65.0 FETICHISMO

▸ Utilização de alguns objetos inanimados, de forma recorrente, como estímulo para excitação e satisfação sexual.

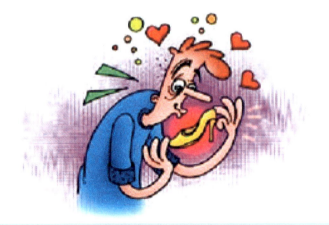

DIAGNÓSTICO CLÍNICO

▸ Com possíveis comprometimentos ocupacionais.
▸ Fetiches são extensões do corpo humano (artigos de vestuário e calçados).
▸ Outros exemplos comuns são caracterizados por alguma textura particular (borracha, plástico ou couro).
▸ Os objetos-fetiches variam em sua importância para o indivíduo (em alguns casos simplesmente intensificam a excitação alcançada por meios comuns).
▸ O fetiche é a fonte mais importante de estimulação.
▸ É essencial para a resposta sexual satisfatória.
▸ O fetichismo é limitado quase exclusivamente a homens.
▸ Há sofrimento clinicamente significativo.
▸ Mais da metade dos indivíduos fetichistas usa artigos do vestuário.
▸ A masturbação e o orgasmo estão relacionados de várias formas com o fetiche: desde vesti-lo ou alguém com ele, até acariciá-lo ou chupá-lo.

EPIDEMIOLOGIA/PREVALÊNCIA

OBJETOS DESEJADOS

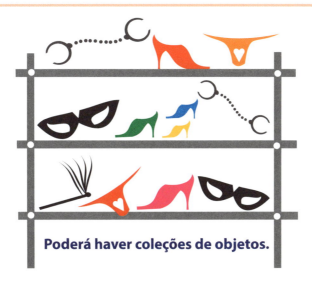

Poderá haver coleções de objetos.

O FETICHISMO NO CINEMA

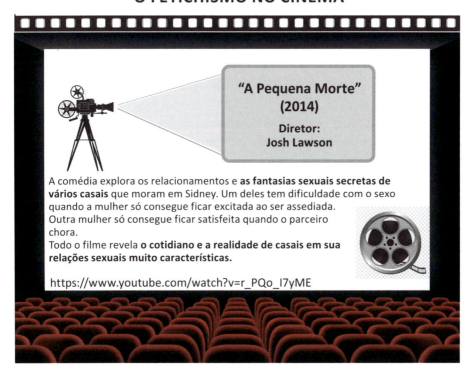

O FETICHISMO NA LITERATURA

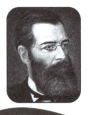

"A pata da gazela" (1870)

José Martiniano de Alencar

A trama trata de um triângulo amoroso, que entre os personagens está Horácio, boêmio que vive de conquistas. Apaixona-se por um pé de sapato caído no chão e cria uma fantasia em torno deste objeto. Horácio vive obcecado para encontrar a dona daquele sapato, imaginando que possua os mais belos pés.

F65.1 TRANSVESTISMO FETICHISTA

▸ Uso de roupas do sexo oposto periodicamente e principalmente para obter excitação sexual, de maneira recorrente e intensa.

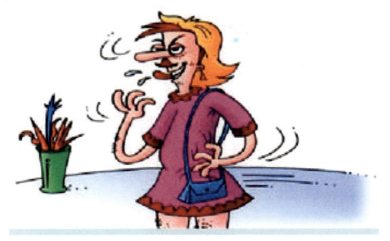

DIAGNÓSTICO CLÍNICO

▸ Não há desejo de mudança cirúrgica do gênero de nascimento.
▸ Na maior parte dos casos, a orientação sexual é heterosexual.
▸ No DSM V, considera-se o transtorno transvestismo também para as mulheres ou homens hetero ou homossexuais, que obtenham satisfação sexual ao utilizar roupas do sexo oposto, e que experimentem sofrimento.

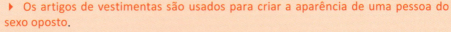

▸ Os artigos de vestimentas são usados para criar a aparência de uma pessoa do sexo oposto.
▸ Frequentemente utiliza-se o traje completo, mais peruca e maquiagem.
▸ Forte desejo de tirar a roupa assim que o orgasmo ocorre e a excitação declina.
▸ Comumente é relatado como uma fase precoce do transexualismo.
▸ Relatos de travestis assumidos sugerem que mais da metade tinha comportamento de vestir roupas do sexo oposto por volta dos 10 anos de idade.
▸ 45% buscam tratamento psicológico.

CRIADOR DO TERMO

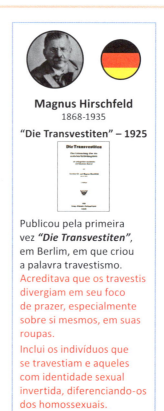

Magnus Hirschfeld
1868-1935

"Die Transvestiten" – 1925

Publicou pela primeira vez *"Die Transvestiten"*, em Berlim, em que criou a palavra travestismo.
Acreditava que os travestis divergiam em seu foco de prazer, especialmente sobre si mesmos, em suas roupas.
Inclui os indivíduos que se travestiam e aqueles com identidade sexual invertida, diferenciando-os dos homossexuais.

COMORBIDADES

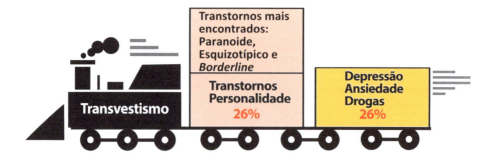

EPIDEMIOLOGIA/PREVALÊNCIA

▸ Fatores genéticos envolvidos.

O TRANSVESTISMO NO CINEMA

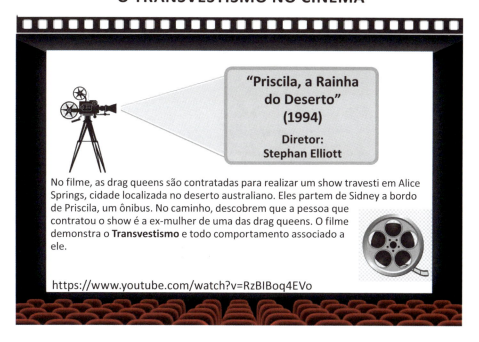

"Priscila, a Rainha do Deserto" (1994)

Diretor: Stephan Elliott

No filme, as drag queens são contratadas para realizar um show travesti em Alice Springs, cidade localizada no deserto australiano. Eles partem de Sidney a bordo de Priscila, um ônibus. No caminho, descobrem que a pessoa que contratou o show é a ex-mulher de uma das drag queens. O filme demonstra o **Transvestismo** e todo comportamento associado a ele.

https://www.youtube.com/watch?v=RzBIBoq4EVo

O TRANSVESTISMO NA ARTE

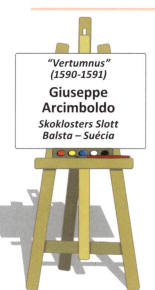

"Vertumnus" (1590-1591)

Giuseppe Arcimboldo

Skoklosters Slott Balsta – Suécia

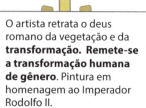

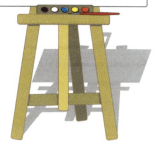

O artista retrata o deus romano da vegetação e da **transformação. Remete-se a transformação humana de gênero**. Pintura em homenagem ao Imperador Rodolfo II.

▸ Significativa exposição aos riscos de Doenças Sexualmente Transmissíveis.
▸ Importante frequência de ideação ou comportamento suicida.

F65.2 EXIBICIONISMO

O QUE É

▸ Ato de expor os órgãos genitais a outras pessoas (usualmente do sexo oposto) em lugares públicos, e que geralmente estão desprevinidas.
▸ Não existe pretensão de contato mais íntimo.
▸ É de natureza persistente e recorrente.

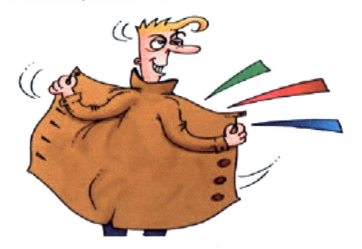

DIAGNÓSTICO CLÍNICO

▸ Excitação quando da exposição da genitália.
▸ O ato é comumente seguido de masturbação.
▸ Manifesta-se em períodos de estresse ou crises emocionais.
▸ Pode haver longos períodos sem tal comportamento.
▸ Tendem a ser tímidos, obsessivos e com inabilidade social.

Suas variantes
▸ Saliromania (ejaculação sobre a pessoa ou objeto).
▸ Foto-exibicionismo (mostra a foto do pênis ereto).

Suas formas
▸ Exibicionismo clínico (exposição genital).
▸ Exibicionismo psicológico (exposição narcísica).

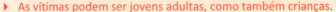

▸ Limitado a homens heterossexuais.
▸ Para alguns exibicionistas, é a única atividade sexual.
▸ Há outros com uma vida sexual ativa e dentro de relacionamentos duradouros.
▸ Se a pessoa para quem se exibe parece chocada, assustada ou impressionada, a excitação do indivíduo é intensificada.
▸ As vítimas podem ser jovens adultas, como também crianças.
▸ Forte conteúdo narcisista.
▸ Catalogado como comportamento criminoso.
▸ Forma mais comum de atentado sexual.
▸ Evidências de abusos e maus-tratos nos antecedentes dos exibicionistas.

CRIADOR DO TERMO

Ernest Charles Laségue
1816-1883

"Les Exhibitionnistes"
- 1884

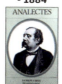

Descrito pela primeira vez por Ernest Charles Laségue em 1884, na obra: "Les Exhibitionnistes".

EPIDEMIOLOGIA/PREVALÊNCIA

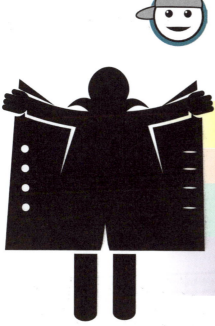

Mulheres adultas, 20% foram alvo de exibicionistas;

25% dos exibicionistas procura tratamento;

A maioria dos indivíduos, em média dos 25 aos 35 anos, exibirão seu pênis;

80% da população feminina universitária não denuncia à polícia os atos sofridos.

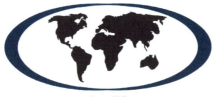
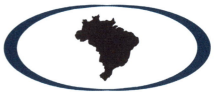

2 a 4%   28%

    Pode estar associada a uma afecção cerebral arteriopática ou neoplástica.

▸ Apontadas certas anomalias nos eletroencefalogramas.
▸ Problemas psiquiátricos relatados na infância.

 ▸ NÃO é transtorno bipolar.

O EXIBICIONISMO NO CINEMA

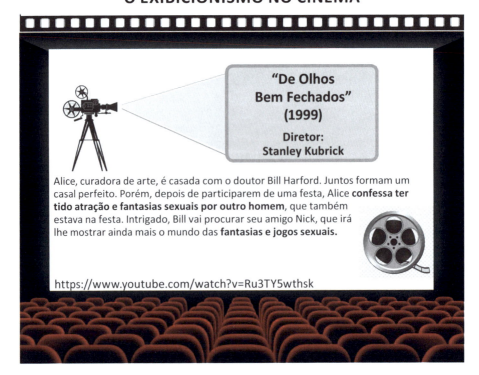

O EXIBICIONISMO NA ARTE

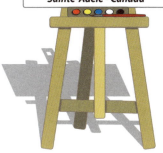

"*Exhibitionnisme Psychédélique*"
(2009)
Andres Villarruel Mangas
Sainte-Adele - Canadá

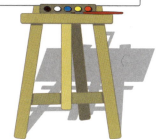

Nesta obra surrealista, o artista nos leva a despertar algumas percepções e sugerir a **exibição, como prática de expor partes íntimas do corpo.**

F65.3 VOYEURISMO

- Ato de olhar as pessoas envolvidas em situações íntimas ou sexuais.
- Geralmente apresenta excitação e masturbação.
- Não há conhecimento da pessoa que está sendo observada.
- É de natureza persistente e recorrente.
- Também chamado como Transtorno Voyeurista.

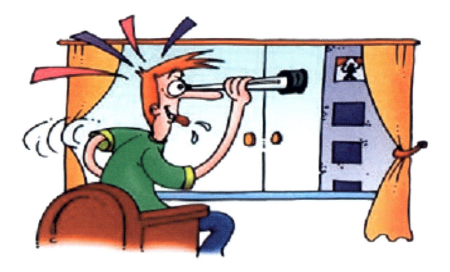

DIAGNÓSTICO CLÍNICO

- Ainda que diagnosticados independentemente, o voyeurismo e o exibicionismo são, em muitos aspectos, opostos combinados.
- Ambos definem posições opostas ao longo do eixo escopofílico e têm dinâmicas correlatas.
- Embora exibicionistas e voyeuristas possam casar-se, a importância do relacionamento repousa nas qualidades maternas da esposa.
- O desempenho sexual é apático.

- A sensação visual desperta significativa excitação libidinosa.
- Expressão de origem laica, surgindo nos bórdeis de Paris.

EPIDEMIOLOGIA/PREVALÊNCIA

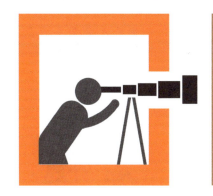
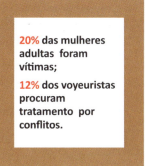

20% das mulheres adultas foram vítimas;

12% dos voyeuristas procuram tratamento por conflitos.

COMORBIDADES

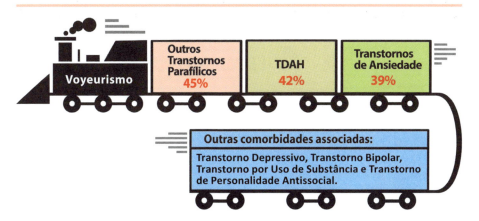

Voyeurismo — Outros Transtornos Parafílicos 45% — TDAH 42% — Transtornos de Ansiedade 39%

Outras comorbidades associadas: Transtorno Depressivo, Transtorno Bipolar, Transtorno por Uso de Substância e Transtorno de Personalidade Antissocial.

O VOYEURISMO NO CINEMA

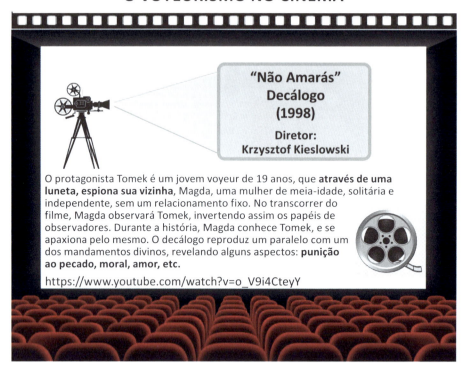

"Não Amarás"
Decálogo
(1998)

Diretor: Krzysztof Kieslowski

O protagonista Tomek é um jovem voyeur de 19 anos, que **através de uma luneta, espiona sua vizinha**, Magda, uma mulher de meia-idade, solitária e independente, sem um relacionamento fixo. No transcorrer do filme, Magda observará Tomek, invertendo assim os papéis de observadores. Durante a história, Magda conhece Tomek, e se apaixona pelo mesmo. O decálogo reproduz um paralelo com um dos mandamentos divinos, revelando alguns aspectos: **punição ao pecado, moral, amor, etc.**

https://www.youtube.com/watch?v=o_V9i4CteyY

O VOYEURISMO NA ARTE

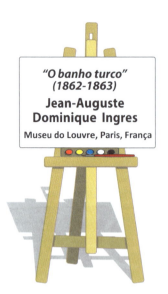

"O banho turco"
(1862-1863)
Jean-Auguste Dominique Ingres
Museu do Louvre, Paris, França

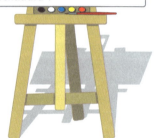

Nesta obra, Ingres traz uma pintura erótica com **elementos voyeuristas**, com mulheres nuas em um harém. O quadro apresenta uma imagem arredondada, como se o espectador o observasse como em **"um buraco de fechadura"**.

F65.4 PEDOFILIA

▸ Uma preferência sexual por crianças, usualmente de idade pré-puberal ou no início da puberdade.

DIAGNÓSTICO CLÍNICO

▸ Pode manifestar-se através de jogos sexuais (tirar a roupa da criança ou despir-se e masturba-se).
▸ Curso crônico.
▸ Fantasias sexualmente excitantes recorrentes e intensas, impulsos sexuais e atividade com uma criança pré-púbere (13 anos ou menos).
▸ Há sofrimento clinicamente significativo.
▸ O indivíduo tem no mínimo 16 anos e é pelo menos 5 anos mais velho que a criança.
▸ Não incluir um indivíduo no final da adolescência, envolvido em um relacionamento sexual contínuo com uma criança com 12 ou 13 anos de idade.
▸ Atitude sexual exclusiva ou quase exclusiva.

▸ A pedofilia raramente é identificada em mulheres.
▸ Difere do incesto no qual a vítima é mais velha.
▸ O abuso sexual na infância pode representar um fator de risco para o desenvolvimento de comportamento sexual compulsivo.
▸ Ato sexual criminoso.

EPIDEMIOLOGIA/PREVALÊNCIA

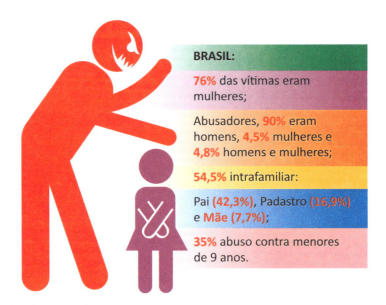

BRASIL:

76% das vítimas eram mulheres;

Abusadores, 90% eram homens, 4,5% mulheres e 4,8% homens e mulheres;

54,5% intrafamiliar:

Pai (42,3%), Padastro (16,9%) e Mãe (7,7%);

35% abuso contra menores de 9 anos.

População Geral

▸ 10% a 20% das crianças foram molestadas até os 18 anos de idade.

COMORBIDADES

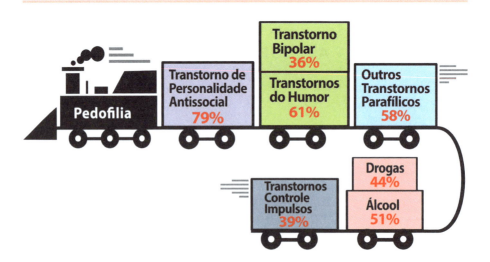

Estimativa de Risco de Reincidência de Agressão Sexual em Adolescentes. ERASOR 2.0 – (instrumento para avaliar uma nova agressão sexual). (Versão portuguesa.)

A PEDOFILIA NO CINEMA

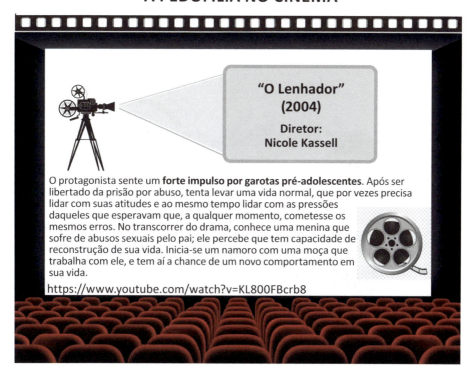

"O Lenhador" (2004)
Diretor: Nicole Kassell

O protagonista sente um **forte impulso por garotas pré-adolescentes**. Após ser libertado da prisão por abuso, tenta levar uma vida normal, que por vezes precisa lidar com suas atitudes e ao mesmo tempo lidar com as pressões daqueles que esperavam que, a qualquer momento, cometesse os mesmos erros. No transcorrer do drama, conhece uma menina que sofre de abusos sexuais pelo pai; ele percebe que tem capacidade de reconstrução de sua vida. Inicia-se um namoro com uma moça que trabalha com ele, e tem aí a chance de um novo comportamento em sua vida.

https://www.youtube.com/watch?v=KL800FBcrb8

A PEDOFILIA NA ARTE

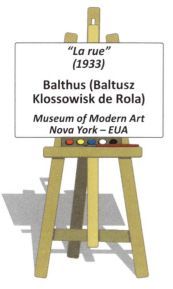

"La rue" (1933)

Balthus (Baltusz Klossowisk de Rola)

Museum of Modern Art Nova York – EUA

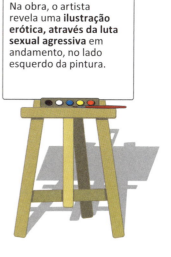

Na obra, o artista revela uma **ilustração erótica, através da luta sexual agressiva** em andamento, no lado esquerdo da pintura.

F65.5 SADOMASOQUISMO

- Atração sexual aumentada e recorrente em atividades com comportamento de servilismo e provocação de dor ou humilhação.
- Masoquismo: indivíduo como objeto.
- Sadismo: indivíduo como executor.

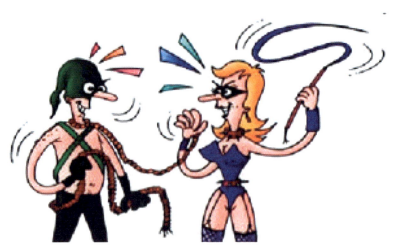

DIAGNÓSTICO CLÍNICO

- Em muitas circunstâncias, o indivíduo obtém excitação tanto pelo sadismo, quanto pelo masoquismo.
- Graus leves de estimulação sadomasoquista são comumente usados para intensificar a atividade sexual normal.
- O comportamento deve ser visto como anormal apenas se a atividade é a fonte de estimulação mais importante ou é necessária para a satisfação sexual.
- Pode ser difícil distinguir o sadismo sexual da crueldade em situações sexuais, ou de raiva não relacionada a erotismo.

CRIADOR DO CONCEITO

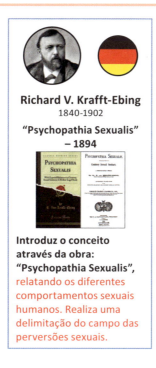

Richard V. Krafft-Ebing
1840-1902

"Psychopathia Sexualis"
– 1894

Introduz o conceito através da obra: "Psychopathia Sexualis", relatando os diferentes comportamentos sexuais humanos. Realiza uma delimitação do campo das perversões sexuais.

▶ Freud: "O contraste entre atividade e passividade pertence às características da vida sexual."

EPIDEMIOLOGIA/PREVALÊNCIA

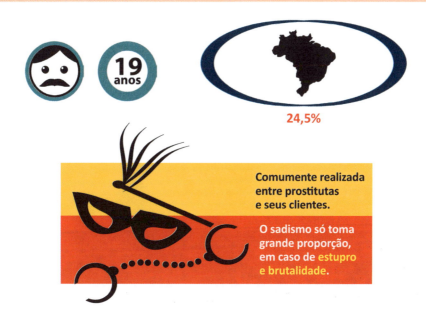

24,5%

Comumente realizada entre prostitutas e seus clientes.

O sadismo só toma grande proporção, em caso de estupro e brutalidade.

COMORBIDADES

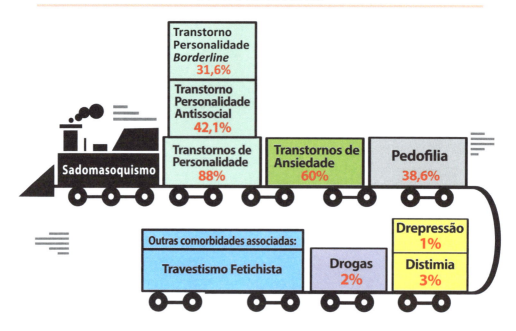

O SADOMASOQUISMO NO CINEMA

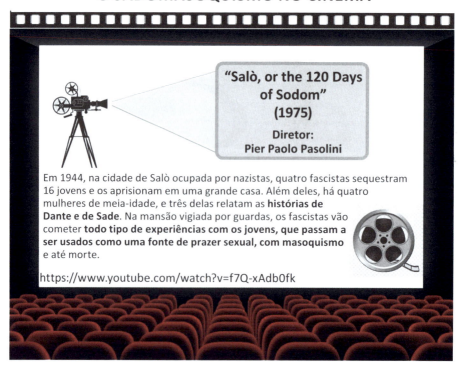

O SADOMASOQUISMO NA ARTE

"Tumba della Fustigatoni"
(Século VI)

Arte Etrusca

Tarquinia, Viterbo – Itália

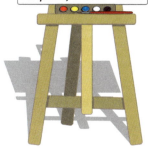

Afresco dentro do túmulo, que mostra **dois homens flagelando uma mulher com um chicote em uma mão, e que provavelmente mantêm relações sexuais com ela.** Pintura na parede da câmara funerária datada do século VI. (descoberta em 1960).

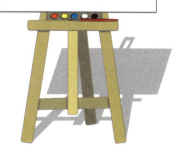

  Attraction to Sexual Agression Scale – ASA (escala para medir a atração para a agressão sexual).

▸ Há riscos de acidentes fatais.

F65.8 OUTRAS PARAFILIAS

- Escatologia telefônica – fazer telefonemas obscenos.
- Frotteurismo – esfregar-se nas pessoas para estimulação sexual em lugares públicos.
- Zoofilia – atividades sexuais com animais.
- Uso de estrangulamento ou anoxia para intensificar a excitação.
- Preferência por parceiros com alguma anormalidade anatômica.
- Busca incessante de lugares e correios eletrônicos relacionados com sexo.
- Necrofilia – relacionamento excitatório sexual com cadáveres.
- Coprofilia – excitação erótica estimulada pelo cheiro, visão ou contato com fezes.
- Clismafilia – excitação erótica estimulada pelo uso de enemas.
- Urofilia – prazer sexual ao urinar ou ser urinado.
- Ninfomania – apetite sexual excessivo pelo gênero feminino.

Bibliografia Geral

- "A fantástica fábrica de chocolate". Disponível em: http://beta.netfree.one/assistir--a-fantastica-fabrica-de-chocolate/. Acesso em 10/10/2017.

- "A fantástica fábrica de chocolate". Disponível em: http://www.adorocinema.com/filmes/filme-52933/. Acesso em 10/10/2017.

- "A fantástica fábrica de chocolate". Disponível em: https://www.papodecinema.com.br/filmes/a-fantastica-fabrica-de-chocolate/. Acesso em 10/10/2017.

- "A pequena morte" Filmes on line. Disponível em: https://www.filmesonlinex.net/a--pequena-morte/. Acesso em 10/02/2017.

- "A pequena morte". Filmow. Disponível em: https://filmow.com/a-pequena-morte--t108384/.Acesso em 14/09/16.

- "Borderline – além dos limites". Filmow. Disponível em: https://filmow.com/border-line-alem-dos-limites-t13517/. Acesso em 23/11/2017.

- "Clepto". Interfilmes. Disponível em: http://www.interfilmes.com/filme_15354_Clepto-(Klepto).html. Acesso em 20/09/16.

- "Cortina de Fogo". Interfilmes. Diponível em: http://interfilmes.com/filme_18831_Cortina.de.Fogo-. Acesso em 13/09/16.

- "De olhos bem fechados". Filmow. Disponível em: https://filmow.com/de-olhos--bem-fechados-t4774/. Acesso em 15/09/16.

- "Hannibal" - Imagem. Faroeste Visrtual. Disponível em: https://faroeste-virtual.blogspot.com.br/2015/12/hannibal-o-filme-uma-pequena-amostra-de.html. Acesso em 05/12/2017.

- "Hannibal". Adoro cinema. Disponível em: http://www.adorocinema.com/filmes/filme-27448/. Acesso em 05/12/2017.

- "Hannibal". Wikipédia. Disponível em: https://pt.wikipedia.org/wiki/Hannibal_(filme). Acesso em 05/12/2017.

- "O apostador". HD filmes on line gratis. Disponível em: http://hdfilmesonlinegratis.net/o-apostador-dublado-online/. Acesso em 07/02/2017.

- "O lenhador". Adoro cinema. Disponível em: http://www.adorocinema.com/filmes/filme-52701/. Acesso em27/11/2016.

- "O lobo de Wall Street". Disponível em: http://habitosmilionarios.com.br/enriquecimento/o-lobo-de-wall-street/. Acesso em 04/12/2017.

- "O lobo de Wall Street". Stoodi. Disponível em: https://www.stoodi.com.br/blog/2015/09/11/vai-assistir-o-queo-lobo-de-wall-street/. Acesso em 04/12/2017.

- "Os 120 dias de Sodoma". Adoro cinema. Disponível em: http://www.adorocinema.com/filmes/filme-292/. Acesso em 13/09/16.

- "Os Delírios de Consumo de Becky Bloom". Adoro cinema. Disponível em: http://www.adorocinema.com/filmes/filme-130604/. Acesso 12/09/2017.

- "Os Delírios de Consumo de Becky Bloom". Covers blog. Disponível em: https://coversblog.wordpress.com/2009/07/25/os-delirios-de-consumo-de-becky-bloom-3/. Acesso 12/09/2017.

- "Prenda-me se for capaz". Disponível em: http://www.filmesetorrent.net/torrent--prenda-me-se-for-capaz-blu-ray-rip-720p-dublado-2002. Acesso em 10/10/2017.

- "Priscila, a Rainha do deserto". Cena musical. Disponível em: http://www.cenamusical.com.br/acervo/a-historia-de-priscilla-rainha-do-deserto/.Acesso em 13/09/16.

- "Três Ensaios sobre a Teoria da Sexualidade". Sérgio Cwaigman Prestes. Isepol. Disponível em: http://www.isepol.com/ensaios_sexualidade.html. Acesso em 04/06/2017.

- "Trichester". Disponível em: http://trichster.com/see-the-film/. Acesso em 13/09/16.

- "Um dia de fúria". Adoro cinema. Disponível em: http://www.adorocinema.com/filmes/filme-28231/. Acesso em 10/02/2017.

- "Um dia de fúria". Opinião sem fronteiras. Disponível em: https://opiniaosemfronteiras.com.br/2014/02/24/um-dia-de-furia-parte-i/. Acesso em 09/02/2017.

- "Zelig". Adoro Cinema. http://www.adorocinema.com/filmes/filme-1618/. Acesso em 30/11/2017.

- "Zelig". Disponível em: http://www.lafeltrinelli.it/cinema/dvd-film/woody-allen/zelig/8010312041518. Acesso em 30/11/2017.

- "Zelig". Disponível em: https://www.google.com.br/search?q=filme+zelig++1983&source=lnms&tbm=isch&sa=X&ved=0ahUKEwjrzsPL_bXVAhVBQZAKHSuWA5kQ_AUICygC&biw=1440&bih=770#imgrc=IWMSlVfV2kS_ZM. Acesso em 30/11/2017.

- 12ª Dinastia egípcia. Poratal pesquisa. Disponível em: http://portalpesquisa.com/egito/dinastias/12a-dinastia-egipcia.html. Acesso em 23/11/2017.

- A Angústia e a culpa no transtorno obsessivo-compulsivo: uma compreensão fenomenológico-existencial. Pepsic. Disponível em: http://pepsic.bvsalud.org/scielo.php?script=sci_arttext&pid=S1809-68672013000100011. Acesso em 23/11/2017.

- A lição de Charcot. Antonio Quinet. Disponível em: https://books.google.com.br/books?id=5XXgQzWbXdkC&pg=PA90&lpg=PA90&dq=histeria+-+antigo+egito&source=bl&ots=wznQsFP6bm&sig=jZ0QpMGUtgXv_Jybx83oua8Gshc&hl=pt-BR&sa=X&ved=0ahUKEwjVwKqZyMXVAhXGEJAKHVF8BVQQ6AEIPTAD#v=onepage&q=histeria%20-%20antigo%20egito&f=false. Acesso em 23/11/2017.

- A nova classificação Americana para os Transtornos Mentais - o DSM-5. Pepsic. Disponível em: http://pepsic.bvsalud.org/scielo.php?script=sci_arttext&pid=S1517-55452014000100007. Acesso em 30/04/2017.

- A pata da gazela. Coladaweb. Disponível em: http://www.coladaweb.com/resumos/a--pata-da-gazela. Acesso em 22/10/2016.

- A pata da gazela. Infoescola. Disponível em: http://www.infoescola.com/livros/a--pata-da-gazela. Acesso em 22/10/2016.

- A questão da agressividade e a teoria freudiana. Maxwell. Disponível em: http://www.maxwell.vrac.puc-rio.br/9985/9985_3.PDF. Acesso em 13/02/2017.

- Aboujaoude, E. Koran, LM. Impulsive Control Disorders. Cambridge Medicine: California, 2010. 309p.

- Abreu CN, Tavares H, Cordás TA & Colaboradores. Manual Clínico dos Transtornos do Controle dos Impul-sos. Porto Alegre: Artmed, 2008. 224 p.

- Aconselhamento. Pinterest. Disponível em: https://br.pinterest.com/mitrovicmarija9/expressions-emoticons/?lp=true. Acesso em 30/11/2017.

- Alopecia areata retratada por Francisco Goya. Medicineisart. Disponível em: http://medicineisart.blogspot.com.br/2011/03/alopecia-areata-retratada-por.html. Acesso em 20/10/2016.

- Alopecie par grattage trichomanie ou trichotillomania. Books Google. Disponível em: https://books.google.com.br/books?hl=ptBR&id=MG01AQAAMAAJ&dq=Alopecie+par+grattage+trichoma-nie+ou+trichotillomanie&focus=searchwithinvolume&q=Alopecie+par+grattage+trichomanie+ou+trichotillomanie. Acesso em 14/02/2017.

- Alvarenga, PG; Andrade, AG. Fundamentos em psiquiatria. Barueri: Manole, 2008. 626p.

- American Psychiatric Association. Disponível em: https://www.psychiatry.org/. Acesso em 23/11/2017.

- American Psychological Association. Manual de publicação da American Psychological Association. Tra-dução: Maria Inês Corrêia Nascimento, Paulo Henrique Machado, Regma Machado Garcez, Rêgis Pizza-to e Sandra Maria Mallmann da Rosa. 5. Ed. Porto Alegre: Artmed, 2014. 948 p.

- Andrade JM. Evidências de validade do inventário dos cinco grandes fatores de personalidade para o Brasil [tese]. Brasília: Universidade Federal de Brasília; 2008.

- Andrade L, Wang YP, Andreoni S, Silveira CM, Alexandrino-Silva C, Siu ER, et al. Mental disorders in mega-cities: Findings from the São Paulo Megacity Mental Health Survey, Brazil. PLoS ONE.2012; 7(2):e31879.

- Andrade LH, Wang YP, Andreoni S, Silveira CM, Alexandrino Silva C, Siu ER, et al. Mental Disorders in megacities: findings from the São Paulo megacity mental health survey, Brazil. PloS one. 2012; 7(2):31879.

- Aplausos. Pixabay. Disponível em: https://pixabay.com/pt/aplausos-bater-palmas--m%C3%A3os-black-297115/. Acesso em 29/11/2017.

- Apontando o emoticon. Dream stime. Disponível em: https://pt.dreamstime.com/foto-de-stock-royalty-free-apontando-o-emoticon-image14279615. Acesso em 05/12/2017.

- Arcimboldo. Disponível em: http://www.tigtail.org/TIG/S_View/TVM/X1/c.Mannerism/arcimboldo/arcimboldo.html. Acesso em 23/10/2016.

- Aretaeus, Enciclopédia Britânica. Disponível em: https://en.wikisource.org/wiki/1911_Encyclop%C3%A6dia_Britannica/Aretaeus. Acesso em 23/11/2017.

- Areteu. Wikipédia. Disponível em: https://pt.wikipedia.org/wiki/Areteu. Acesso em 04/12/2017.

- As esquizofrenias segundo Eugen Bleuler e algumas concepções do século XXI. Rui Durval. Disponível em: http://www.revpsiqlx.org/Upload/artigo/files/5faf987b-45c8-4ffc-b42e-925d9341d533.pdf. Acesso em 23/11/2017.

- Autoconfiança. IBC. Disponível em: http://www.ibccoaching.com.br/portal/comportamento/como-aumentar-autoconfianca/. Acesso em 05/12/2017.

- Avoidant personality disorder. Wikipedia. Disponível em: https://en.wikipedia.org/wiki/Avoidant_personality_disorder#Comorbidity. Acesso em 11/10/2017.

- Balthus. Hommes. Disponível em: http://www.hommes-et-faits.com/ima_cult/AMB_Balthus.htm. Acesso em 20/10/2016.

- Balthus. Youtube. Disponível em: https://www.youtube.com/watch?v=VsN54NIKmok. Acesso dia 20/10/2016.

- Bandeira da Espanha. Besthqwallpapers. Disponível em: https://besthqwallpapers.com/pt/bandeiras/bandeira-espanhola-seda-bandeira-da-espanha--s%C3%ADmbolos-da-espanha-8345. Acesso em 05/12/2017.

- Bandeira da Grécia. Disponível em: http://alunosonline.uol.com.br/geografia/grecia.html. Acesso em 04/12/2017.

- Bandeira da Hungria. Disponível em: http://vdrbandeiras.loja-segura3.com/Produto-BANDEIRAS-OFICIAIS-Paises-Hungria-versao-177-3273.aspx. Acesso em 10/10/2017.

- Bandeira da Polônia. Disponível em: http://vdrbandeiras.loja-segura3.com/Produto-BANDEIRAS-OFICIAIS-Paises-Polonia-versao-46-784.aspx. Acesso em 11/10/2017.

- Batman. Wikipédia. Disponível em: https://pt.wikipedia.org/wiki/Batman. Acesso em 23/11/2017.

- Bergeret J. A Personalidade Normal e Patológica. 3. ed. Porto Alegre: Artmed, 2006. 261p.

- Berrios EG & Porter R. Uma história da psiquiatria clínica: a origem e a história dos transtornos psiquiátri-cos. v.3. Trad. Lazslo Antonio Ávila. São Paulo: Escuta, 2012. p.1063). (Coleçao Pathos.)

- Biblioteca da Universidade de Harvard. Sistema de informação de pesquisa de arqui-vo online (2007, 19 de abril). Murray, Henry Alexander, 1893 - Artigos de Henry A. Murray: um inventário.

- Bodlund O, Kullgren G, Sundbom E, Hojerback T. Personality traits and disorders among transsexuals. Actalkychiatr. Scand. 1993;88(5):322-7.

- Bolas de malabarismo. Depositphotos. Disponível em: https://jp.depositphotos.com/52688579/stock-illustration-pinup-equilibrist-juggling-balls-and.html. Acesso em 05/12/2017.

- Borderline – além dos limites. Cinema é minha praia. Disponível em: https://cinema-eaminhapraia.com.br/2012/03/06/borderline-alem-dos-limites-2008/. Acesso em 04/12/2017.

- Borderline personality disorder. Wikipédia. Disponível em: https://en.wikipedia.org/wiki/Borderline_personality_disorder. Acesso em 23/11/2017.

- Boringoldman. Disponível em: http://1boringoldman.com/index.php/2011/05/09/depression-1952-dsm/. Acesso em 04/12/2017.

- Caballo VE. (Vicente E.). 1955 – Manual de transtornos da personalidade: descrição, avaliação e tratamen-to. [tradução Sandra M. Dalinsky]. - [reimpressão]. – São Paulo: Santos, 2014.

- Carl Rogers. Disponível em: https://www.ebiografia.com/carl_rogers/. Acesso em 02/08/2017.

- Carl Rogers. Imagem. Disponível em: http://1.bp.blogspot.com/-NEAkVaFqai8/Vl9RJE64euI/AAAAAAAAKE0/TGNyh6aWtJo/s1600/Carl-Rogers.jpg. Acesso em 05/12/2017.

- Charles Chrétien Henri Marc. Wikimedia Commons. Disponível em: https://commons.wikimedia.org/wiki/File:Charles_Chr%C3%A9tien_Henri_Marc._Lithograph_by_A._Maurin,_1833._Wellcome_V0003840.jpg. Acesso em 15/01/17.

- Charles Chrétien Henri Marc. Wikimedia Commons. Disponível em: https://commons.wikimedia.org/wiki/File:Charles_Chr%C3%A9tien_Henri_Marc._Lithograph_by_A._Maurin,_1833._Wellcome_V0003840.jpg. Acesso em 30/01/2017.

- Charles Lasegue. De L'aneroxie Hysterique. Les Exhibitionnistes. Disponível em: https://www.abebooks.com/Analectes-LANEROXIE-HYSTERIQUE-EXHIBITIONNISTES-Facsimil%C3%A9-LASEGUE/869416094/bd. Acesso em 26/01/2017.

- Charlie Brown. Wikipédia. Disponível em: https://pt.wikipedia.org/wiki/Charlie_Brown. Acesso em 11/10/2017.

- Childhood Trauma: The Link With Future Gambling. Childhood trauma. Disponível em: http://childhoodtraumarecovery.com/2013/04/15/childhood-trauma-the-link-with-future-gambling/. Acesso em 01/05/2017.

- Clinical characteristics and psychiatric comorbidity of pyromania. Grant JE. Won Kim S. Disponível em: https://www.ncbi.nlm.nih.gov/pubmed/18052565. Acesso em 15/01/17.

- Clinical Manual of Impulse-Control Disorders. Books Google. Disponível em: https://books.google.com.br/books?id=u2wVP8KJJtcC&pg=PA5&hl=ptBR&source=gbs_selected_pages&cad=2#v=onepage&q&f=false . Acesso em 17/01/2017.

- Clinical Psychiatry: A Text-book for Students and Physicians. Emil Kraepelin, Allen Ross Diefendorf. Dispo-nível em: https://books.google.com.br/books?id=9QtLAAAAYAAJ&hl=ptPT&output=html_text&source=gbs_book_other_versions_r&cad=4. Acesso em 10/10/2017.

- Clinical Psychology. Pearson. Disponível em: http://www.pearsonclinical.com/psychology/products/100000509/millon-inventories.html#tab-details. Acesso em 29/11/2017.

- Clinical Psychopathology. Amazon. Disponível em: https://www.amazon.co.uk/d/cka/Clinical-Psychopathology-Kurt-Schneider/0808904175. Acesso em 04/12/2017.

- Clinical Versus Statistical Prediction: A Theoretical Analysis & a Review of the Evidence. Paul E Meehl.

- Cloninger CR, Bayon C, Svrakic DM. Measurement of temperamento and character in mood disorders: a modelo f fundamental states as personality types. J Affect Disord. 1998; 1:21-32.

- Coccaro EF. Intermittent explosive disorder: development of integrated research criteria for Diagnostic and Statistical Manual of Mental Disorders, Fifth Edition. ComprPsychiatry. 2011; 52:119.

- Commons Wikimédia. Disponível em: https://commons.wikimedia.org/wiki/File:Koch,_Julius_Ludwig_August_%22Die_Psychopathischen_Minderwertigkeiten%22.jpg. Acesso em 02/08/2017.

- Como desenhar uma Caveira Pirata. Youtube. Disponível em: https://www.youtube.com/watch?v=-w3ZiCYs3Ws. Acesso em 29/11/2017.

- Composição VIII. Wikipédia. Disponível em: https://pt.wikipedia.org/wiki/Composi%C3%A7%C3%A3o_VIII_(Kandinsky). Acesso em 05/12/2017.

- Conheça a pintura Os Jogadores, de Caravaggio. Universio.

- Conspiracy Theory. Disponível em: http://www.cranik.com/oestranhomundodejer-ryfletcher.html. Acesso em 20/09/2017.

- Coprofilia. Dicionário informal. Disponível em: http://www.dicionarioinformal.com.br/coprofilia/. Acesso em 16/02/2017.

- Couture, Romans of the Decadence. Youtube. Disponível em: https://www.youtube.com/watch?v=pQJrTf_x7Wk. Acesso em 21/10/2016.

- Cuadros de Giovanni Battista Tiepolo. Wikiwand. Disponível em: http://www.wikiwand.com/es/Anexo:Cuadros_de_Giovanni_Battista_Tiepolo. Acesso em 20/10/2016.

- Dalgalarrondo P. Psicopatologia e semiologia dos transtornos mentais. 2. ed. Dados eletrônicos. Porto Alegre: Artmed, 2008. 438p.

- De la folie considérée dans ses rapports avec les questions médico-judiciaires. Edition-Originale.

- De la folie: considérée dans ses rapports avec les questions médico-judiciaires. Priceminister. Disponível em: http://www.priceminister.com/offer/buy/439154815/de-la-folie-consideree-dans-ses-rapports-avec-les-questions-medico-judiciaires-vo-lume-1-par-c-c-h-marc-edition-de-1840-de-marc-charles-chretien-henri-1771-1841.html. Acesso em 15/01/17.

- Dell'Osso B, Altamura AC, Allen A, Marazzitti D, Holander E. Epidemiologic and clinical updates on impulsi-ve control disorders: a critical review. Eur Arch Psychiatry ClinNeurosci. 2006; 256(8): 464-75.

- Dementia praecox - Wikipedia. Disponível em: https://www.google.com.br/imgres?imgurl=https://upload.wikimedia.org/wikipedia/commons/thumb/c/c0/177_Eugen_Bleuler_1911.jpg/1200px177_Eugen_Bleuler_1911.jpg&imgrefurl=https://en.wikipedia.org/wiki/Dementia_praecox&h=914&w=1200&tbnid=2z6E4YcnBDjdwM:&tbnh=160&tbnw=209&usg=__W9ASokv-L42FqD6vp3NRa7Y3_FM=&vet=10ahUKEwjuuNnP6LTVAhWBg5AKHbeBr4Q9QEIKzAA..i&docid=gGDP7yFwlKj7VM&sa=X&ved=0ahUKEwjuuNnP6LTVAhWBg5AKHb-eBr4Q9QEIKzAA. Acesso em 30/11/2017.

- Des maladies mentales considérées sous les rapports médical, hygiénique et médi-co-légal. Jean Étienne Esquirol. Christies. Disponível em: http://www.christies.com/lotfinder/Lot/esquirol-jean-etienne-1772-1840-des-maladies-mentales-5611539--details.aspx.Acesso em 30/01/2017.

- Des Maladies Mentales Considérées Sous Les Rapports Médical. Disponível em: https://books.google.com.br/books?id=tOSW0p2MVL4C&pg=PA365&dq=monomanie+raisonnate&hl=pt-BR&sa=X&ved=0ahUKEwi6qf7nmcDVAhWGIZAKHR4WB-oQ6AEIKzAA#v=onepage&q&f=false. Aces-so em 04/12/2017.

- Diagnóstico do Toc, Diagnóstico Diferencial e Comorbidades. UFRGS. Disponível em: http://www.ufrgs.br/toc/images/profissional/material_didatico/diagnostico_clini-co_diagnostico_diferencial_e_comorbidades_no_TOC.pdf. Acesso em 11/09/16.

- Disponível em: file:///C:/Users/masgo/Desktop/24038-78132-1-PB.PDF. Acesso em 23/11/2017.

- Disponível em: file:///C:/Users/Mauricio/Downloads/43-361-1-PB%20(1).pdf. Acesso em 08/02/2017.

- Disponível em: file:///C:/Users/msgobi/Downloads/63-244-1-PB.pdf. Acesso em 18/01/2017.

- Disponível em: file:///C:/Users/msgobi/Downloads/Tesealexandre.pdf . Acesso em 26/01/2017.

- Disponível em: files.bvs.br/upload/s/1413-9979/2011/v16n1/a1845.pdf. Acesso em 01/09/16.

- Disponível em: http://1.bp.blogspot.com/NEAkVaFqai8/Vl9RJE64euI/AAAAAAAAKE0/TGNyh6aWtJo/s1600/Carl-Rogers.jpg. Acesso em 02/05/2017.

- Disponível em: http://aoe3-wars-of-liberty-mod.wikia.com/wiki/Special:Videos. Acesso em 02/05/2017.

- Disponível em: http://bibliotecadigital.fgv.br/ojs/index.php/abpa/article/viewFile/17950/16703. Acesso em 20/08/16.

- Disponível em: http://cinegnose.blogspot.com.br/2011/11/woody-allen-conseguiu--transformar-o-seu.html. Acesso em 30/11/2017.

- Disponível em: http://es.paperblog.com/felices-50-johnny-depp-2011048/. Acesso em 10/10/2017.

- Disponível em: http://estadisticando.blogspot.com.br/2015/06/inventario-de-personalidad-eysenck.html. Acesso em 30/01/2017.

- Disponível em: http://files.bvs.br/upload/S/1413-9979/2014/v19n2/a4147.pdf. Acesso em 23/01/2017.

- Disponível em: http://hoalavender.com/san-pham-hoa-lavender/hoa-lavender/lo--hoa-lavender-so-21.html. Acesso em 30/11/2017.

- Disponível em: http://images.slideplayer.com.br/3/1222487/slides/slide_11.jpg. Acesso em 02/05/2017.

- Disponível em: http://journals.sagepub.com/doi/pdf/10.1177/070674379804300104. Acesso em 15/01/17.

- Disponível em: http://megafilmesonline.net/teoria-da-conspiracao-dublado/. Acesso em 20/09/2017.

- Disponível em: http://noticias.universia.com.br/destaque/noticia/2013/05/20/1024348/conheca-pintura-os-jogadores-caravaggio.html. Acesso em 20/10/2016.

- Disponível em: http://pepsic.bvsalud.org/scielo.php?script=sci_arttext&pid=S0102739520070000100010. Acesso em 19/08/16.

- Disponível em: http://pt.wikipedia.org/wiki/Teofrasto. Acesso em 02/05/2017.

- Disponível em: http://tomsosu.blogspot.com.br/2013/11/osu-professor-of-german--women-gender.html. Acesso em 27/12/2017.

- Disponível em: http://warburg.chaa-unicamp.com.br/obras/view/1024. Acesso em 27/12/2017.

- Disponível em: http://www.castilhopropaganda.com.br/2012/11/22/seis-dicas-para-se-destacar-no-facebook/. Acesso 12/09/2017.

- Disponível em: http://www.edition-originale.com/en/humanities/first-and-precious--books/marc-de-la-folie-consideree-dans-ses-1840-40345. Acesso em 15/01/17.

- Disponível em: http://www.istockphoto.com/br/vetor/exaustão-dos-emoticon-smiley-gm468961002-61467336. Acesso em 30/11/2017.

- Disponível em: http://www.muma-lehavre.fr/en. Acesso em 15/01/17.

- Disponível em: http://www.psiqweb.med.br/site/?area=NO/LerNoticia&idNoticia=20. Acesso em 19/08/16.

- Disponível em: http://www.ruadireita.com/info/img/as-mascaras-das-pessoas.jpg. Acesso em 02/05/2017.

- Disponível em: http://www.unicamp.br/chaa/PDFApresentacoes/Os%20Romanos%20da%20Decadencia%20-%20Dulce.pdf).A-cesso em 20/10/2016.

- Disponível em: https://archive.org/details/psychiatrieeinle02krae. Acesso em 30/01/2017.

- Disponível em: https://archive.org/stream/psychopathiasex00chadgoog#page/n14/mode/2up/search/+Sexual. Aces-so em 25/01/2017.

- Disponível em: https://books.google.com.br/books?hl=ptBR&lr=&id=bLhfAAAAcAAJ&oi=fnd&pg=PA1&ots=naI8Dwyygl&sig=wYSMVrhFOqti6JojeeZtWlAcE1M&redir_esc=y#v=onepage&q&f=false. Acesso em 04/12/2017.

- Disponível em: https://books.google.com.br/books?id=YBMlCwAAQBAJ&pg=PT560&lpg=PT560&dq=pedofilia+e+comorbidades&source=bl&ots=BWLh7UU9qN&sig=De49XcQ_-iXAqknNCwcqCmLniyo&hl=pt-BR&sa=X&ved=0ahUKEwjIk6evqOfRAhVBh5AKHRx7AmEQ6AEITjAH#v=onepage&q=pedofilia%20e%20comorbidades&f=false. Acessoem29/01/2017.

- Disponível em: https://br.depositphotos.com/51095605/stock-illustration-emoticons-depicted-with-various-musical.html. Acesso em 30/11/2017.

- Disponível em: https://br.pinterest.com/pin/65231894583200169/. Acesso em 30/11/2017.

- Disponível em: https://it.depositphotos.com/131565252/stock-illustration-taking-oath-emoticon.html. Acesso em 30/11/2017.

- Disponível em: https://litinerance.com/2010/02/27/filme-o-perfume/. Acesso em 20/09/2017.

- Disponível em: https://pt.depositphotos.com/53830097/stock-illustration-globe-sign-icon-world-map.html. Acesso em 30/11/2017.

- Disponível em: https://pt.wikipedia.org/wiki/Carl_Gustav_Jung. Acesso em 02/08/2017.

- Disponível em: https://s-media-cache-ak0.pinimg.com/236x/cc/21/a8/cc21a85ce-40938dbf5ebeee5db980bd4.jpg. Acesso em 02/05/2017.

- Disponível em: https://stockfresh.com/image/3254379/file-clip-icons-on-white-background. Acesso 12/09/2017.

- Disponível em: https://www.amazon.com/Clinical-Vs-Statistical-Prediction-Theoretical/dp/0816600961. Acesso em 10/10/2017.

- Disponível em: https://www.overdrive.com/creators/1097150/dr-hervey-m-cleckley. Acesso em 02/08/2017.

- Disponível em: www.blog.hawaii.edu/dop/files/2011/08/nimh-tss.pdf. Acesso em 02/09/16.
- DNA. Not1. Disponível em: http://not1.xpg.uol.com.br/dna-e-rna-diferencas-funco-es-codigo-genetico-propriedades/. Acesso em 30/01/2017.
- Edward Hopper. Wikipédia. Disponível em: https://en.wikipedia.org/wiki/Edward_Hopper. Acesso em 04/12/2017.
- Elcuadrodeldia. Thomas Couture - "Los romanos de la decadencia" Disponível em: http://www.elcuadrodeldia.com/post/144847521638/thomas-couture-los-roma-nos-de-la-decadencia. Acesso em 20/10/2016.
- Electric Chair clipart and illustrations. Fotosearch. Disponível em: http://www.foto-search.com/clip-art/electric-chair.html. Acesso em 29/11/2017.
- Emil Kraepelin. 100 Jahrempi. Disponível em: https://100jahrempi.de/. Acesso em 30/11/2017.
- Emoticon – Idéia. Emofaces. Disponível em: http://www.emofaces.com/emoticons/idea-emoticon. Acesso em 30/11/2017.
- Emoticon di giuramento di assunzione. Depositphotos.
- Emoticon do Weightlifter. Dream stime. Disponível em: https://pt.dreamstime.com/fotos-de-stock-emoticon-do-weightlifter-image17118573. Acesso em 30/11/2017.
- Emoticon fazendo um ponto. Depositphotos. Disponível em: https://pt.depositphotos.com/27366529/stock-illustration-emoticon-making-a-point.html. Acesso em 05/12/2017.
- Emoticon que corre com troféu. Dream stime. Disponível em: https://pt.dreamstime.com/ilustração-stock-emoticon-que-corre-com-troféu-image53889507. Acesso em 30/11/2017.
- Emoticon. Pinterest. Disponível em: https://br.pinterest.com/josefina0401/caritas/. Acesso em 30/11/2017.
- Emoticon. Psicologia acolher. Disponível em: http://psicologiaacolher.com.br/au-thor/admin/. Acesso em 30/11/2017.
- Emoticons retratados com vários instrumentos musicais. Depositphotos.
- Emoticons. Pinterest. Disponível em: https://br.pinterest.com/chipunia/emoticons/. Acesso em 30/11/2017.
- Emoticons. Pinterest. Disponível em: https://br.pinterest.com/jdalyds/emoticons/. Acesso em 30/11/2017.
- Emoticons. Slideshare. Disponível em: https://www.slideshare.net/pptmania06/emoticonsunderstands-feelings-of-people-ppt. Acesso em 05/12/2017.
- Emotion – Pensando. Dream stime. Disponível em: https://pt.dreamstime.com/ima-gem-de-stock-emoticon-pensando-image8727821. Acesso em 30/11/2017.
- Emotion. Pinimg. Disponível em: https://s-media-cache-ak0.pinimg.com/originals/50/62/0c/50620c03abb21b556621eb9dcb656ef0.jpg. Acesso em 30/11/2017.
- Emotion. Pinterest. Disponível em: https://br.pinterest.com/pin/424886546069285934/. Acesso em 30/11/2017.

- Emotions. Amigo colorido. Disponivel em: http://www.amigocolorido.com.br/wp--content/uploads/2016/05/signos-emojis.jpg. Acesso em 30/11/2017.

- Emotions. Digartmédia. Disponível em: https://digartmedia.wordpress.com/tag/sociedade-digital/. Acesso em 05/12/2017.

- Emotions. Ipirondonopolis. Disponível em: http://www.ipirondonopolis.com.br/2016/07/serie-faca-guerra-contra-o-pecado-parte.html. Acesso em 30/11/2017.

- Encrypted. Disponível em: https://encryptedtbn3.gstatic.com/images?q=tbn:ANd9GcTmE5XsQdr2l__bzfnxuB1a3ryUi5c0m1cra3QYNU7PlVufGD-vZhA. Acesso em 04/06/2017.

- Entendendo a Esquizofrenia. Entendendoaesquizofrenia. Disponível em: http://entendendoaesquizofrenia.com.br/website/?page_id=5761. Acesso em 30/01/2017.

- Epulchretum: sive anatomia practica, ex cadaveribus morbo dentais. Books Google.

- Eric Hollander. Einstein. Disponível em: http://www.einstein.yu.edu/faculty/11986/eric-hollander/. Aces-so em 30/01/2017.

- Ernest Charles Laségue. Psychiatrie histoire. Disponível em: http://psychiatrie.histoire.free.fr/pers/bio/lasegue.htm. Acesso em 26/01/2017.

- Ernest CL. "Les Exhibitionists". Educação Médica, Volume I, Ed. Asselin et Cie, Paris, 1884, pp. 691-700.

- Ernest Kretschmer. Wikipédia. Disponível em: https://en.wikipedia.org/wiki/Ernst_Kretschmer. Acesso em 30/11/2017.

- Escala Bocs. UFRGS. Disponível em: www.ufrgs.br/toc/images/instrumentos/Escala/%20YBOCS.pdf. Acesso em 24/09/16.

- Escala de Impulsividade de Barratt - BIS 11. Impulsivity. Disponível em: http://www.impulsivity.org/measurement/BIS-11%20version%20PT_Braz.pdf. Acesso em 17/01/17

- Escala de Rastreamento de dependência de sexo (SILVEIRA et al., 2000). Disponível em: www.abbra.com.br/teste61.doc. Acessoem 19/08/16.

- Escatologia telefônica. Sim pecado. Disponível em: https://www.google.com.br/url?sa=i&rct=j&q=&esrc=s&source=images&cd=&cad=rja&uact=8&ved=0ahUKEwjgYDW5unRAhXFHJAKHXNCDRsQjRwIBw&url=http%3A%2F%2Fsimpecado.com%2Fsexo%2Fpare-jas%2Fescatologiatelefonica%2F&bvm=bv.145822982,d.Y2I&psig=AFQjCNGDQ3wpIktPMsTa_ovEi7s2n3CRw&ust=1485863348710718. Acesso em 30/01/2017.

- Escopofilia. Psicoterapeutas. Disponível em: http://psicoterapeutas.eu/escopofilia/. Acesso em 20/08/16.

- Esfinge. A Psique e o Mundo. Disponível em: http://apsiqueeomundo.blogspot.com.br/2016/06/a-montanha-magica-e-dependencia-quimica.html. Acesso em 04/12/2017.

- Esquirol e o surgimento da psiquiatria contemporânea. Maria Vera Pompêo de Camargo Pacheco. Dispo-nível em: www.scielo.br/pdf/rlpf/v6n2/1415-4714-rlpf-6-2-0152.pdf. Acesso em 30/04/2017.

- Estrutura platônica. Slideplayer. Disponível em: http://images.slideplayer.com.br/3/1222487/slides/slide_11.jpg (imagem platão). Acesso em 05/12/2017.

- Eu amo desenho. Disponível em: http://euamodesenho10.blogspot.com.br/2012/01/. Acesso em 04/12/2017.

- Eugen Bleuler. Pinterest. Disponível em: https://br.pinterest.com/pin/520025088193305496/. Acesso em 30/11/2017.

- Eugen Kahn. Whitney. Medical Library. Disponível em: http://www.unz.org/Pub/KahnEugen-1931. Acesso em 30/11/2017.

- Eustache Le Sueur or Lesueur. Disponível em: https://en.wikipedia.org/wiki/Eustache_Le_Sueur. Acesso em 10/10/2017.

- Evaluación Psicológica. Webcahe. Disponível em: https://webcache.googleusercontent.com/search?q=cache:ZinOg9tYVyYJ:https://pl0maz0.files.wordpress.com/2012/08/test-personalidad-eysenck.doc+&cd=2&hl=pt-BR&ct=clnk&gl=br. Acesso em 30/01/2017.

- Exaustão dos emoticon smiley. Istockphoto.

- Exhausted Smiley. Pinterest. Disponível em: https://br.pinterest.com/pin/541276448949084099/. Aces-so em 30/11/2017.

- Explorations in Personality. Oxford University Press. Disponível em: https://global.oup.com/academic/product/explorations-in-personality--9780195305067?cc=us&lang=en&. Acesso em 29/11/2017.

- Eysenck, S. B. G., & Eysenck, H. J. (1978). Impulsiveness and venturesomeness: Their position in a dimen-sional system of personality description. PsychologicalReports, 43(3), 1247-1255.

- Fairbairn WRD (1940, 1952). Schizoid Factors in the Personality. Psychoanalytic Studies of the Persona-lity: 3-27.

- Faium. Wikipédia. Disponível em: https://pt.wikipedia.org/wiki/Faium. Acesso em 04/12/2017.

- Fernandez JL, Cheniaux E. Cinema e Loucura: conhecendo os transtornos mentais através dos filmes. Porto Alegre: Artmed, 2010, 228p.

- Fernando Sabino. Releituras. Disponível em: http://www.releituras.com/fsabino_bio.asp. Acesso em 20/10/2016

- Filme "Zelig" Woody Allen faz uma Fábula sobre a Psicologia de Massas do Século XX. Cinegnose.

- Filme Perfume – A História de um Assassino. Disponível em: https://anoitan.wordpress.com/2012/10/26/filme-perfume-a-historia-de-um-assassino/. Acesso em 20/09/2017.

- Filme: Borderline – além dos limites. Disponível em: http://dicasdefilmespelascheila.blogspot.com.br/2014/10/filme-borderline-alem-dos-limites-2008.html. Acesso em 04/12/2017.

- Firesetting Behavior and Psychiatric Disorders. Stephanie Stockburger. Hatim A. Omar. University of Ken-tucky UKnowledge. Disponível em: http://uknowledge.uky.edu/cgi/viewcontent.cgi?article=1105&context=pediatrics_facpub. Acesso em 15/01/17.

- François Henri Hallopeau. Historia de la medicina. Disponível em: http://www.historiadelamedicina.org/hallopeau.html. Acesso em 30/01/2017.

- Freteurismo. Correio 24 horas. Disponível em: https://www.google.com.br/url?sa= i&rct=j&q=&esrc=s&source=images&cd=&cad=rja&uact=8&ved=0ahUKEwiHw_aY 5nRAhWJWpAKHQObALEQjRwIBw&url=http%3A%2F%2Fwww.correio24horas. com.br%2Fdetalhe%2Fsalvador%2Fnoticia%2Fmulheres-relatam-casos-de-abuso- -sexual-dentro-de-coletivos-em salva-dor%2F%3FcHash%3Dedf7d5749917ef48b52 4fc2935bff64c&bvm=bv.145822982,d.Y2I&psig=AFQjCNEmDs2g-zZjcSAfgiZH-ZFY_ yh41w&ust=1485863513582061. Acesso em 30/01/2017.

- Friedberg RD, McClure JM, Garcia JH. Técnicas de Terapia Cognitiva para crianças e adolescentes: ferra-mentas para aprimorar a prática. Porto Alegre: Artmed, 2011, 312p.

- Fuentes D, Tavares H, Camargo CHP, Gorestein C. Inventário de Temperamento e Caráter de Cloninger: validação da versão em Português. In: Gorestein C, Andrade LHSG, Zuardi AW, editors. Escalas de ava-liação clínica em psiquiatria e psicofarma- cologia. 4. Ed. São Paulo: Lemos, 2000. P. 363-76.

- Funções atribuidas aos lobos frontais. Unifra. http://www.unifra.br/professores/je- rusa/lobo_frontal.PDF. Acesso em 06/02/2017.

- Fundamental psychopathology. Fundamentalpsychopathology.org. Disponível em: http://www.fundamentalpsychopathology.org/uploads/files/revistas/volume06/ n2/esquirol_e_o_surgimento_da_psiquiatria_contemporanea.pdf. Acesso em 02/09/16.

- Geek. Flex Mag. Disponível em: http://blog.cetic.michoacan.gob.mx/category/geek/ page/4/. Acesso em 30/11/2017.

- George Everett Partridge. Wikipédia. Disponível em: https://en.wikipedia.org/wiki/ George_E._Partridge. Acesso em 23/11/2017.

- Gian Lorenzo Bernini. Imagem. Disponível em: http://thiagocarus.blogspot.com. br/2010/03/bernini.html. Acesso em 05/12/2017.

- Gian Lorenzo Bernini. Wikipédia. Disponível em: https://pt.wikipedia.org/wiki/Gian_ Lorenzo_Bernini#cite_note-3. Acesso em 05/12/2017.

- Gianbattistta Tiepolo. WGA. Disponível em: http://www.wga.hu/html_m/t/tiepolo/ gianbatt/6vicenza/. Acesso em 23/01/2017.

- Giovanni Battista Tiepolo. Wikiart. Disponível em: https://www.wikiart.org/en/gio- vanni-battista-tiepolo. Acesso em 20/10/2016.

- Giovanni Battista Tiepolo. Youtube. Disponível em: https://www.youtube.com/watc h?v=bZh2zw40lqw&feature=youtu.be. Acesso em 20/10/2016.

- Giuseppe Arcimboldo – Vertumnus. Virus da arte. Disponível em: http://virusdaarte. net/giuseppe-arcimboldo-vertumnus/. Acesso em 23/10/2016.

- Globo sat play. Disponível em: https://globosatplay.globo.com/telecine/v/2803672/. Acesso 12/09/2017.

- Gold Medal Emoticon. Pinterest.

- Gordon Willard Allport. Harvard University. Disponível em: https://psychology.fas. harvard.edu/people/gordon-w-allport. Acesso em 29/11/2017.

- Gorenstein, C; Wang, YP; Hungerbuhler, I. Instrumentos de Avaliação em Saúde Mental. Porto Alegre: Artmed, 2016. 524p.

- Grant JE. Kleptomania. In: Hollander E, Stein DJ. Clinical manual of impulse-control disorders. Washington: American PsychiatricPublishing; 2006. P.175.

- Gunderson J, Phillipps K. Personality disorders. In: Kaplan H, Sadock B, editors. Comprehensive Textbook of Psychiatry. 6th ed. Baltimore (MD): Williams & Wilkins; 1995. P. 1425-41.

- Hales RE, Yudofsky SC, Gabbard GO.Tratado de Psiquiatria Clínica. 5. ed. Porto Alegre: Artmed, 2012. 1819p.

- Hall CS, Lindzey G, Campbell JB. Teorias da Personalidade. Artmed, 2000.

- Handbook of Sexuality-Related Measures. Terri D. Fisher, Clive M. Davis, William L. Yarber, Sandra L. Da-vis. Boocks Google. Disponível em: https://books.google.com.br/books?id=gUnbAAAAQBAJ&pg=PA39&lpg=PA39&dq=Attraction+to+sexual+aggression+scale&source=bl&ots=Ks7cPjamfw&sig=ta0kwF0rcgpBRw-fzHHNoeL-PfRc&hl=ptBR&sa=X&ved=0ahUKEwj8jNn93ufRAhVKHpAKHaGyCf0Q6AEIXjAG#v=onepage&q=Attraction%20to%20sexual%20aggression%20scale&f=false. Acesso em 29/01/2017.

- Hannibal: Série Vs Filme. Um café, por favor. Disponível em: https://umcafepfvr.wordpress.com/2013/07/17/hannibal-serie-vs-filme/. Acesso em 05/12/2017.

- Hans Jürgen Eysenck. Biografiasyvidas. Disponível em: http://www.biografiasyvidas.com/biografia/e/eysenck.htm.Acesso em 30/01/2017.

- Henry A. Murray. Harvard University. Disponível em: https://psychology.fas.harvard.edu/people/henry-murray. Acesso em 29/11/2017.

- HENRY MURRAY. Disponível em: http://psychology.fas.harvard.edu/people/henry-murray. Acesso em 02/05/2017.

- Hipócrates. Wikipédia. Disponível em: https://pt.wikipedia.org/wiki/Hip%C3%B3crates. Acesso em 04/12/2017.

- História da botânica. Wikipédia. Disponível em: http://pt.wikipedia.org/wiki/Hist%C3%B3ria_da_bot%C3%A2nica. Acesso em 02/05/2017.

- História da botânica. Wikipédia. Disponível em: http://pt.wikipedia.org/wiki/Hist%C3%B3ria_da_bot%C3%A2nica. Acesso em 05/12/2017.

- História da Psiquiatria - Máscaras da Insanidade: Emergências e ressurgências do conceito de psicopatia na psiquiatria contemporânea. Disponível em: http://www.polbr.med.br/ano07/wal1207.php#_edn4. Acesso em 10/10/2017.

- Hollander E, Stein DJ. Clinical Manual of impulsive – Control Disorders. American Psychiatric Pub. 2007, p.10.

- Homero. Wikipédia. Disponível em: https://pt.wikipedia.org/wiki/Homero. Acesso em 04/12/2017.

- Hopper, Nighthawks. Khanacademy. Disponível em: https://www.khanacademy.org/humanities/art-1010/art-between-wars/american-art-wwii/v/edward-hopper-nighthawks-1942. Acesso em 04/12/2017.

- http://whitney.med.yale.edu/gsdl/cgi-bin/library?c=yalebcnt&a=d&d=Dyalebcntkahneugen AAB. Acesso em 30/11/2017.

- https://archive.org/stream/traitdesdg1857more#page/n7/mode/2up. Acesso em 02/08/2017.

- https://books.google.com.br/books?id=-R46AQAAMAAJ&printsec=frontcover&hl=pt-BR&source=gbs_ge_summary_r&cad=0#v=onepage&q&f=false. Acesso em 02/08/2017.

- https://nalub7.wordpress.com/italia/bandeira-italia-2/. Acesso em 02/08/2017.

- https://pt.wikipedia.org/wiki/Philippe_Pinel. Acesso em 20/09/2017.

- Humanarte. Disponível em: http://humanarte.net/ingres.htm. Acesso em 24/10/2016.

- Ícone de sinal do globo. Depositphotos.

- Ideia. Pinterest. Disponível em: https://www.google.com.br/url?sa=i&rct=j&q=&esrc=s&source=images&cd=&ved=0ahUKEwjIjaPbtbHVAhUEGJAKH-QgwBg4QjRwIBw&url=https%3A%2F%2Fwww.pinterest.com%2Fpin%2F439030663658551748%2F&psig=AFQjCNFtR414h_kzZshgqZ1NfGgpD30i_Q&ust=1501517588351355. Acesso em 29/11/2017.

- Image Gallery: Eugen Bleuler. Keywordsuggest. Disponível em: http://keywordsuggest.org/gallery/427463.html. Acesso em 30/01/2017.

- Image Gallery: suicide symbol. Keyword Suggest. Disponível em: http://keywordsuggest.org/gallery/447552.html. Acesso em 29/11/2017.

- Imagem. 7spot. Disponível em: http://7spot-info.jp/guidebook/helpful/restroom.php?lang=ko. Acesso em 30/01/2017.

- Imagem. A tarde. Disponível em: http://atarde.uol.com.br/cinema/noticias/1737220--beyonce-vai-escrever-e-protagonizar-filme-sobre-escrava. Acesso em 30/01/2017

- Imagem. Abnara Neurociência. Disponível em: http://abnaraneuro.blogspot.com.br/. Acesso em 30/01/2017.

- Imagem. Ajudinha não é demais. Disponível em: http://ajudinhanaoedemais.blogspot.com.br/2013/05/molduras-classicas-douradas.html. Acesso em 30/01/2017.

- Imagem. Alunos on line. Disponível em: http://alunosonline.uol.com.br/geografia/franca.html. Acesso em 30/01/2017.

- Imagem. Assediados. Disponível em: http://www.assediados.com/2015_06_01_archive.html. Acesso em 30/01/2017.

- Imagem. Atograma. Disponível em: http://www.atograma.com.br/blog. Acesso 12/09/2017.

- Imagem. Background. Disponível em: http://www.backgroundsy.com/signs-symbols/male-symbol. Acesso em 30/01/2017.

- Imagem. Bandeira Inglaterra. Disponível em: https://www.papelarrozespecial.com.br/bandeira-inglaterra-001-a4. Acesso em 20/09/2017.

- Imagem. bandeira-italia. Disponível em:

- Imagem. Blogspot. Disponível em: http://1.bp.blogspot.com/MKqfkkMcaEU/UO10ijkldWI/AAAAAAAAmY/0AYQ9NwvnEQ/s400/logoaday_1473400_l.jpg. Acesso em 17/05/2017.

- Imagem. Can stock photo. Disponível em: http://www.canstockphoto.com.br/vag%C3%A3o-modernos-desenho-trendy-43094306.html. Acesso 12/09/2017.

- Imagem. Castilho propaganda. Dispomnível em: http://www.castilhopropaganda.com.br/2012/11/22/seis-dicas-para-se-destacar-no-facebook/. Aces-so em 07/02/2017.

- Imagem. Centro mujer. Disponível em: http://centromujer.republica.com/diario-intimo/urofilia-la-lluvia-dorada.html. Acesso em 30/01/2017.

- Imagem. Cidade do poker. Disponível em: https://www.cidadedopoker.com.br/prod,idloja,15470,idproduto,3945821,sty,2. Acesso em 13/05/2017.

- Imagem. Colorir gratis. Disponível em: https://www.google.com.br/url?sa=i&rct=j&q=&esrc=s&source=images&cd=&cad=rja&uact=8&ved=0ahUKEwiL2NXCh9vRAhVFHpAKHQK2BlYQjRwIBw&url=http%3A%2F%2Fwww.colorirgratis.com%2Fdesenho-de-estante-livros_10972.html&psig=AFQjCNHvgpAhBM17ErtT4QPjW69U8-bjEg&ust=1485356824244764. Acesso em 30/01/2017.

- Imagem. Conversa de menina. Disponível em: http://www.conversademenina.com.br/tag/protecao/. Acesso em 30/01/2017.

- Imagem. Conversando alegremente sobre a história. Disponível em: http://conversandoalegrementesobrehistoria.blogspot.com.br/2016/01/carlota-joaquina-megera-de-queluz.html. Acesso em 30/01/2017.

- Imagem. Deposit photos. Disponível em: http://pt.depositphotos.com/53909677/stock-illustration-isolated-blank-contour-maps-of.html. Acesso em 02/02/2017. Acesso em 02/02/2017.

- Imagem. Deposit photos. Disponível em: https://pt.depositphotos.com/13984059/stock-illustration-cartoon-sailor-spyglass.html. Acesso em 20/05/2017.

- Imagem. Deposit photos. Disponível em: https://se.depositphotos.com/48323613/stock-photo-brazil-country-map-icon.html. Acesso 12/09/2017.

- Imagem. Depositphotos Disponível em: http://br.depositphotos.com/stock-photos/morda%C3%A7a-bola.html. Acesso em 30/01/2017.

- Imagem. Depositphotos. Disponível em: http://br.depositphotos.com/53946641/stock-illustration-happy-halloween-design-banners-blood.html. Acesso em 30/01/2017.

- Imagem. Depositphotos. Disponível em: http://pt.depositphotos.com/vector-images/gatunos.html?qview=14003235. Acesso em 30/01/2017.

- Imagem. Depositphotos. Disponível em: https://www.google.com.br/url?sa=i&rct=j&q=&esrc=s&source=images&cd=&cad=rja&uact=8&ved=0ahUKEwjRkPmm_drRAhXMIZAKHb_lBuYQjRwIBw&url=http%3A%2F%2Fpt.depositphotos.com%2F79504716%2Fstock-illustration-assembly-realistic-sticker-design-on.html&psig=AFQjCNHPLirpLHY3Pi7jqoBiRO3jAKbeHw&ust=1485353966279252 . Acesso em 30/01/2017.

- Imagem. Depositphotos. Disponível. http://pt.depositphotos.com/vector-images/gatunos.html. Acesso em 30/01/2017.

- Imagem. Dermatologia e saude. Disponível em: https://dermatologiaesaude.com.br/voce-sabe-o-que-e-tricotilomania/. Acesso em 18/05/2017.

- Imagem. Des maladies mentales. Considérées sous les rapports médical, hygiénique et médico-légal. Tome Premier. Hagstromerlibrary. Disponível em: https://hagstromerlibrary.ki.se/books/1560. Acesso em 30/01/2017.

- Imagem. Desapêgo. Disponível em: http://www.amigosdeleilanina.com.br/2016/09/as-4-leis-do-desapego-para-liberacao.html. Acesso em 05/12/2017.

- Imagem. Desenhoss. Disponível em: http://desenhoss.blogspot.com.br/2011/10/desenho-de-cofre-para-imprimir-e.html. Acesso em 30/01/2017.

- Imagem. Dicas de roteiro. Disponível em: https://dicasderoteiro.com/2011/08/23/hd-x-35-milimetros/. Acesso em 30/01/2017.

- Imagem. Dreamstime. Disponível em: https://es.dreamstime.com/fotograf%C3%ADa-de-archivo-dinamita-image8512422. Acesso em 19/05/2017.

- Imagem. Dream stime. Disponível em: https://pt.dreamstime.com/foto-de-stock-royalty-free-smbolo-3d-masculino-azul-image2924175. Acesso em 30/01/2017.

- Imagem. Dream stime. Disponível em: https://pt.dreamstime.com/ilustração-stock-exibicionista-dos-desenhos-animados-na-nota-de-papel-ilustração-do-vetor-image53168462. Acesso em 20/05/2017.

- Imagem. Drquerre. Disponível em: http://drqueerre.blogspot.com.br/2013_05_01_archive.html. Acesso em 30/01/2017.

- Imagem. Encyclopedia Britânica. Disponível em: https://global.britannica.com/science/DNA. Acesso em 25/04/2017.

- Imagem. Estudo prático. Disponível em: https://www.estudopratico.com.br/significado-da-bandeira-da-suica/. Acesso 12/09/2017.

- Imagem. Festa box. Disponível em: https://www.google.com.br/url?sa=i&rct=j&q=&esrc=s&source=images&cd=&cad=rja&uact=8&ved=0ahUKEwiHgcGBgdvRAhXEFJAKHaNKDaYQjRwIBw&url=http%3A%2F%2Fwww.festabox.com.br%2Fproduto%2F14217%2Falgemas%2Bde%2Bpelucia&psig=AFQjCNE3N0fOnqjS6H3hVZ5pcD_RXjAncw&ust=1485355055294247. Acesso em 30/01/2017.

- Imagem. Fnac. Disponível em: http://www.fnac.com.br/cavalete-de-pintura-completo--a-partir-de-3-anos/p. Acesso em 30/01/2017.

- Imagem. Foto Search. Disponível em: http://www.fotosearch.com/LIF147/h203053/. Acesso em 03/02/2017.

- Imagem. Fotos search. Disponível em: http://www.fotosearch.com.br/CSP461/k30937823/. Acesso em 30/01/2017.

- Imagem. Fotosearch. Disponível em: http://www.fotosearch.com.br/CSP076/k0767679/. Acesso em 30/01/2017.

- Imagem. Freeimages. Disponível em: http://pt.freeimages.com/premium/falling-bingo-balls-1006104. Acesso em 30/01/2017.

- Imagem. Freepik. Disponível em: http://br.freepik.com/vetores-gratis/estatisticas-de-saude-da-populacao-infografico_722432.htm. Acesso em 30/01/2017.

- Imagem. Freepik. Disponível em: http://de.freepik.com/psd-kostenlos/3-isolierte-3d-usa-karten_568056.htm. Acesso em 08/02/2017.

- Imagem. Freepik. Disponível em: https://www.google.com.br/url?sa=i&rct=j&q=&esrc=s&source=images&cd=&cad=rja&uact=8&ved=0ahUKEwi6q6rgdvRAhXJjZAKHSEIAugQjRwIBw&url=http%3A%2F%2Fbr.freepik.com%2Ffotos-vetores-gratis%2Fmascara-forma&psig=AFQjCNFsnes41se1hSnJfiUIb-NVBKH8yg&ust=1485355162051955. Acesso em 30/01/2017.

- Imagem. Gazeta do povo. Disponível em: http://gazetadotriangulo.com.br/tmp/colunas/neuropsi-o-que-e-erotomania-ou-sindrome-do-amor-platonico/. Acesso em 30/01/2017.

- Imagem. Gazeta do Povo. http://www.gazetadopovo.com.br/vida-e-cidadania/brasileiro-podera-ter-de-se-aposentar-mais-tarde-130lnpdnc6nk3d66v3xf0vn7y. Acesso em 30/01/2017.

- Imagem. Getyyimages. Disponível em: http://www.gettyimages.com/detail/illustration/girl-face-icon-flat-graphic-design-royalty-free-illustration/493221904

- Imagem. Globo esporte. Disponível em: http://globoesporte.globo.com/rj/torcedor--vasco/platb/2013/12/13/pesos-e-medidas/balanca/. Acesso em 06/02/2017.

- Imagem. Hothoneyedcocoa. Disponível em: https://hothoneyedcocoa.com/2015/03/26/el-diablo-the-devil/. Acesso em 03/06/2017.

- Imagem. Istock photo. Disponível em: http://www.istockphoto.com/br/vetor/fogo--preto-e-branco-desenho-de-gm517894088-89715831. Acesso em 17/05/2017.

- Imagem. Istock photo. Disponível em: http://www.istockphoto.com/br/foto/m%C3%A3o-segurando-lupa-gm520833982-91126739. Acesso 12/09/2017.

- Imagem. Jolie. Disponível em: http://7jolie.blogspot.com.br/2011/01/simbolo-de--venus.html. Acesso 19/07/2017.

- Imagem. Jornal cidade. Disponível em: http://www.jornalcidade.net/jcblogs/deficit--de-atencao-com-hiperatividade-2/. Acesso em 30/01/2017.

- Imagem. Jornal ciência. Disponível em: http://www.jornalciencia.com/sindrome-de--rapunzel-doenca-psicologica-faz-o-paciente-comer-o-proprio-cabelo/. Acesso em 03/06/2017.

- Imagem. Jornal dos amigos. Diponível em: http://www.jornaldosamigos.com.br/fernando_sabino.htm. Acesso em 30/01/2017.

- Imagem. Jose de Alencar por nossa história. Disponível em: https://www.google.com.br/url?sa=i&rct=j&q=&esrc=s&source=images&cd=&cad=rja&uact=8&ved=0ahUKEwjq3fyint3RAhVBhJAKHXkABPwQjRwIBw&url=http%3A%2F%2Fjosedealencarpornossahistoria.blogspot.com%2F&psig=AFQjCNE7alsl9FuMS4pzFn4CYnrJyAPgkA&ust=1485431642351849. Acesso em 30/01/2017.

- Imagem. Kichigaii. Disponível em: https://kichigaii.wordpress.com/tag/criminalizacao-da-pedofilia/. Aces-so em 20/05/2017.

- Imagem. Loja cec conello. Disponível em: https://www.google.com.br/url?sa=i&rct=j&q=&esrc=s&source=images&cd=&cad=rja&uact=8&ved=0ahUKEwj9l6zXg9vRAhVCkpAKHfMiC6MQjRwIBw&url=https%3A%2F%2Fwww.lojacecconello.com.br%2Fpt%2Fsapatos&psig=AFQjCNGeCB539lUfQuZc6tQxNqBaMmS0Zw&ust=1485355784527911. Acesso em 30/01/2017.

- Imagem. Manuals. Disponível em: http://manuals.deere.com/omview/OMAL159782_54/OULXE59_0010675_54_16AUG04_1.htm. Acesso em 30/01/2017.

- Imagem. Miguel Adame. Disponível em: https://migueladame.blogspot.com.br/2013/11/secuestro.html. Acesso em 30/01/2017.

- Imagem. Mn1. Disponível em: http://www.mn1.com.br//noticia.php?id=3666. Acesso em 30/01/2017.

- Imagem. Namorada criativa. Disponível em: http://www.namoradacriativa. com/2014/05/fita-do-amor-cartinha-para-namorado-que.html. Acesso em 30/01/2017.

- Imagem. Neuromed, Neurotransmissores. Disponível em: http://neuromed88.blogs-pot.com.br/2008/10/neurotransmissores-e-depresso.html. Acesso em 30/01/2017.

- Imagem. Nossos brasileirinhos. Disponível em: http://nossosbrasileirinhos.blogspot. com.br/2011_05_15_archive.html. Acesso em 30/01/2017.

- Imagem. Patricinha esperta.Disponível em: https://www.google.com.br/url?sa=-i&rct=j&q=&esrc=s&source=images&cd=&cad=rja&uact=8&ved=0ahUKEwjzybzT gdvRAhXEUZAKHWjtAVEQjRwIBw&url=https%3A%2F%2Fpatricinhaesperta.com. br%2Fsapatos%2Fcomo-amaciar-os-sapatos-parte-1&psig=AFQjCNEG6937e9kq7CS--eRAeNlNH8JXLuQ&ust=1485355243036190. Acesso em 30/01/2017.

- Imagem. Pictaram. Disponível em: https://www.google.com.br/url?sa=i&rct=j&q =&esrc=s&source=images&cd=&cad=rja&uact=8&ved=0ahUKEwjtqZLq6OnRAh VLjJAKHV8oDTQQjRwIBw&url=http%3A%2F%2Fwww.pictaram.com%2Ftag%2F hipoxifilia&bvm=bv.145822982,d.Y2I&psig=AFQjCNHRh2gKR9tJkRtrlKH8KqaKHu XFA&ust=1485863974436651. Acesso em 30/01/2017.

- Imagem. Pinterest. Disponível em: https://br.pinterest.com/ pin/56224695326240548/. Acesso em 30/01/2017.

- Imagem. Plugcitários. Disponível em: http://plugcitarios.com/2011/12/19/critica-do--filme-os-delirios-de-consumo-de-becky-bloom/. Acesso 12/09/2017.

- Imagem. Psychoanalytic Studies of the Personality. Boocks Google. Disponível em: https://books.google.com.br/books/about/Psychoanalytic_Studies_of_the_ Personalit.html?id=TZ0SRxBbhzoC&redir_esc=y. Acesso em 02/05/2017.

- Imagem. Pt123. Disponível em: http://pt.123rf.com/photo_24898473_velho,-livro--antigo,-aberto-com-p%C3%A1ginas-em-branco-em-um-branco.html. Acesso em 30/01/2017.

- Imagem. Rrortodontia. Disponível em: http://rrortodontia.com.br/dica-habitos.asp. Acesso em 30/01/2017.

- Imagem. Século diário. Disponível em: https://www.google.com.br/url?sa=i&rct =j&q=&esrc=s&source=images&cd=&cad=rja&uact=8&ved=0ahUKEwiXy_v9g9v RAhVKjpAKHVFtAs4QjRwIBw&url=http%3A%2F%2Fseculodiario.com.br%2Fblog s%2Fphil%2Fpage%2F8%2F&psig=AFQjCNFZXgIRQKJ2QgqjETfMx8DBUfADjg&u st=1485355872155641. Acesso em 30/01/2017.

- Imagem. Sexual inversion. Commons Wikipédia. Disponível em: https://commons. wikimedia.org/wiki/File:Sexual_inversion_Wellcome_L0068490.jpg. Acesso em 04/06/2017.

- Imagem. Significados. Disponível em: https://www.google.com.br/search?q=band eira+do+reino+unido&source=lnms&tbm=isch&sa=X&sqi=2&ved=0ahUKEwjJhNPi _v_UAhVKgpAKHbyaDT4Q_AUIBigB&biw=1366&bih=662&dpr=1#imgrc=ogfiTXeeYu BUNM. Acesso em 02/05/2017.

- Imagem. Significados. Disponível em: https://www.significados.com.br/bandeira-da--inglaterra/. Acesso 12/09/2017.

- Imagem. Slidschare. Disponível em: http://pt.slideshare.net/daviluca587/cpia-de-freud-sigmund-obras-completas-cia-das-letras-vol-12-19141916. Acesso em 13/02/2017.

- Imagem. Special italingerie. Disponível em: https://www.google.com.br/url?sa=i&rct=j&q=&esrc=s&source=images&cd=&cad=rja&uact=8&ved=0ahUKEwiMrt6zg9vRAhXIDZAKHcKgDBAQjRwIBw&url=http%3A%2F%2Fwww.specialitalingerie.com.br%2Flingerie%2Fcalcinhas&psig=AFQjCNGtudmYqTXn0GfImVKPYXFjzdZabQ&ust=1485355705707980. Acesso em 30/01/2017.

- Imagem. Sua pesquisa. Disponível em: http://www.suapesquisa.com/paises/eua/bandeira_estados_unidos.htm. Acesso em 30/01/2017.

- Imagem. Suggest. Disponível em: http://www.suggest-keywords.com/Z290YXM/. Acesso em 20/05/2017.

- Imagem. Taringa. Disponível em: http://www.taringa.net/post/paranormal/18420145/Vivia-con-los-cadaveres-de-su-esposo-y-su-hermana.html. Acesso em 30/01/2017.

- Imagem. Thinkstockphotos. Disponível em: http://www.thinkstockphotos.com.pt/image/illustration-vector-thumb-down/462021797. Acesso em 30/01/2017.

- Imagem. Tricotilomania. Youtube. Disponível em: https://www.youtube.com/watch?v=GtplPl3-6Hk. Aces-so em 03/06/2017.

- Imagem. UFRGS. Disponível em: http://www.ufrgs.br/toc/. Acesso em 25/04/2017.

- Imagem. Vdr bandeiras. Disponível em: http://vdrbandeiras.com.br/Produto-c-BANDEIRAS-DIVERSAS-Suica-versao-50-860.aspx. Acesso em 30/01/2017.

- Imagem. Vdr bandeiras. Disponível em: http://vdrbandeiras.loja-segura3.com/Produto-BANDEIRAS-OFICIAIS-Paises-Austria-versao-9-81.aspx. Acesso em 13/02/2017.

- Imagem. Vdr bandeiras.Disponível em: http://vdrbandeiras.com.br/Produto-BANDEIRAS-OFICIAIS-Paises-Alemanha-versao-6-24.aspx. Acesso em 30/01/2017.

- Imagem.Youtube.Disponívelem:https://www.youtube.com/watch?v=MJFVZGaTD70. Acesso em 17/04/2017.

- Imagens - Velho, livro antigo, aberto com páginas em branco em um branco. 123RF. Disponível em: https://br.123rf.com/photo_24898473_velho,-livro-antigo,-aberto-com-p%C3%A1ginas-em-branco-em-um-branco.html. Acesso em 29/11/2017.

- Impulse Control Disorders: Clinical Characteristics and Pharmacological Management. Psychiatric times. Disponível em: http://www.psychiatrictimes.com/impulse-control-disorders/impulse-control-disorders-clinical-characteristics-and-pharmacological-management. Acesso 11/12/2017

- Impulse Control, Impulsivity, and Violence: Clinical Implications. Sean Z. Kaliski. Psychiatric times. Disponí-vel em: http://www.psychiatrictimes.com/special-reports/impulse-control-impulsivity-and-violence-clinical-implications/page/0/1. Acesso em 30/01/2017.

- Impulsivity and Suicide Risk: Review and Clinical Implications. E. David Klonsky and Alexis M. May. Psychia-tric times. Disponível em: http://www.psychiatrictimes.com/special-reports/impulsivity-and-suicide-risk-review-and-clinical-implications/page/0/3. Acesso em 30/01/2017.

- In memoriam Ernest S. Barratt. Online library. Disponível em: http://onlinelibrary. wiley.com/doi/10.1002/bsl.757/epdf?r3_referer=wol&tracking_action=preview_ click&show_checkout=1&purchase_referrer=www.google.com.br&purchase_site_ license=LICENSEDENIED. Acesso em 30/01/2017.

- Introduction: Impulsivity—A Transdiagnostic Trait. Psychiatric times. Elias Aboujaoude. Disponível em: http://www.psychiatrictimes.com/special-reports/in-troduction-impulsivity-transdiagnostic-trait. Aces-so em 30/01/2017.

- Inventario De Personalidad Eysenck Forma B – Para Adultos. Estadisticando.

- Inventario de Personalidad Eysenck Forma B. Academia – Edu. Disponível em: http://www.academia.edu/11538562/INVENTARIO_DE_PERSONALIDAD_EYSENCK_ FORMA_B_PARA_ADULTOS.Acesso em 11/09/2016.

- James Cowles Pricghard. A treatise on insanity and other disorders affecting the mind. Disponível em: https://archive.org/details/atreatiseoninsa00pricgoog. Acesso em 10/10/2017.

- James Cowles Prichard - British physician and ethnologist. Disponível em: https:// www.britannica.com/biography/James-Cowles-Prichard. Acesso em 10/10/2017.

- James Cowles Prichard. Disponível em: https://en.wikipedia.org/wiki/James_Cowles_ Prichard. Acesso em 10/10/2017.

- Jean Piaget. Imagem. Disponível em: https://s-media-cache-ak0.pinimg.com/236x/ cc/21/a8/cc21a85ce40938dbf5ebeee5db980bd4.jpg. Acesso em 05/12/2017.

- Jessica Rabbit – Imagem. Disponível em: http://www.eurthisnthat.com/2015/11/13/ woman-spends-over-200000-to-look-like-jessica-rabbit/. Acesso em 05/12/2017.

- Jessica Rabbit. Wikipédia. Disponível em: https://pt.wikipedia.org/wiki/Jessica_ Rabbit. Acesso em 05/12/2017.

- Jogo Patológico. Wikipédia. Disponível em: https://pt.wikipedia.org/wiki/Jogo_ patol%C3%B3gico. Acesso em 12/05/2017.

- Jojnny Bravo. Wikipédia. Disponível em: https://pt.wikipedia.org/wiki/Johnny_Bravo. Acesso em 23/11/2017.

- Joker. Wikipedia. Disponível em: https://pt.wikipedia.org/wiki/Joker_(DC_Comics). Acesso em 11/10/2017.

- Jornada da Alma. Adoro cinema. Disponível em: http://www.adorocinema.com/fil-mes/filme-55343/. Acesso em 04/12/2017.

- José Martiniano de Alencar. Literatura Brasileira. Disponível em: http://www.litera-turabrasileira.ufsc.br/autores/?id=2014. Acesso em 22/10/2016.

- José Pancetti – Auto retrato. Pinterest. Disponível em: https://br.pinterest.com/ pin/119134352615663834/. Acesso em 05/12/2017.

- Josef Stalin. Wikipédia. Disponível em: https://pt.wikipedia.org/wiki/Josef_Stalin. Acesso em 05/12/2017.

- Jung CG (2000). Os arquétipos e o inconsciente coletivo (Rio de Janeiro: Vozes).

- Kahr B. Exibicionismo. Trad. Miguel Senas Pereira. Coimbra, Portugal, Almedina: 2010. 100 p.

- Karl Jaspers, the Axial Age, & a Common History for Humanity. Counter. Disponível em: http://www.counter-currents.com/2014/12/karl-jaspers-the-axial-age-and-a--common-history-for-humanity/. Acesso em 13/02/2017.

- Kessler RC, Coccaro EF, Fava M, McLaughlin KA. The phenomenology and epidemiology of intermitente explosive disorder. The Oxford handbookof impulse controldisorders; 2012.

- Kleptomania Symptom Assessment Scale (K-SAS). Pathaway. Disponível em: http://www.pathwaysinstitute.net/Kleptomania%20Symptom%20Assessment%20Scale%20rev%20.pdf. Acesso em 17/08/16.

- Kleptomania: clinical characteristics and treatment. Jon E Grant and Brian L Odlaug. Scielo. Disponível em: http://www.scielo.br/scielo.php?pid=S1516--44462008000500003&script=sci_arttext&tlng=en. Aces-so em 18/01/2017.

- Körperbau und Charakter: Untersuchungen zum Konstitutions-Problem und zur Lehre von den Tempe-ramenten. Disponível em: https://www.zvab.com/servlet/BookDetailsPL?bi=21314534450&searchurl=hl%3Don%26tn%3Dkoerperbau%2Bund%2Bcharakter%26sortby%3D20%26an%3Dernst%2Bkretschmer. Acesso em 20/09/2017.

- Kraepelin, E. Psychiatrie, 8 th edition. Leipzig: Verlag Von Johann Ambrosius Barth, 1915, pp. 408-409.

- Krafft-Ebing, a Psychopathia Sexualis e a criação da noção médica de sadismo. Mário Eduardo Costa Pe-reira. Scielo. Disponível em: http://www.scielo.br/scielo.php?script=sci_arttext&pid=S1415-47142009000200011. Acesso em 25/01/2017.

- La Boda. Francisco de Goya Y Lucientes. Museo Del Prado. Disponível em: https://www.museodelprado.es/coleccion/obra-de-arte/la-boda/6340b840-5e11-49cd-9151-0c1fdd240389. Acesso em 20/10/2016.

- La Histeria. Ernest Kretschmer. Disponível em:https://www.abebooks.com/Histeria-Ernst-Kretschmer-Revista-Occidente-Madrid/6911457715/bd. Acesso em 20/09/2017.

- Leandro A J. Análise das Características Psicométricas da Escala de Impulsividade UPPS-P na população portuguesa mediante o modelo de Rasch. Dissertação apresentada para obtenção do Grau de Mestre em Neuropsicologia no Curso de Mestrado em Neuropsicologia Aplicada, conferido pela Universidade Lusófona de Humanidades e Tecnologias. Lisboa, Portugal, 2015.

- Les Exhibitionnistes. Charles Lasègue. Disponível em: http://psychanalyse-paris.com/880-Les-Exhibitionnistes.html . Acesso em 07/11/2016.

- Lie/Bet Questionnaire. NCRG. Disponível em: www.ncrg.org/sites/default/files/uploads/docs/monographs/liebet.pdf. Acesso em 02/09/16.

- Los Romanos de la Decadencia. Thomas Couture. Disponível em: https://commons.wikimedia.org/wiki/File:THOMAS_COUTURE_Los_Romanos_de_la_Decadencia_(Museo_de_Orsay,_1847._%C3%93leo_sobre_lienzo,_472_x_772_cm).jpg. Acesso em 20/10/2016.

- Magnus Hirschfeld. Tsroadmap. Disponível em: http://www.tsroadmap.com/info/magnus-hirschfeld.html. Acesso em 25/01/2017.

- Magnus Hirschfeld. Wikipédia. Disponível em: https://en.wikipedia.org/wiki/Magnus_Hirschfeld. Acesso em 04/06/2017.

- Magnus Hirschfeld. Wikipédia. Disponível em: https://pt.wikipedia.org/wiki/Magnus_Hirschfeld. Acesso em 04/06/2017.

- Manic-depressive insanity and paranoia. Archive. Disponível em: https://archive.org/details/manicdepressivei00kraeuoft. Acesso em 04/12/2017.

- Mapa de mundo 3D. Dream Stime. Disponível em: https://pt.dreamstime.com/imagem-de-stock-mapa-de-mundo-3d-image15303941. Acesso em 30/01/2017.

- Maria Antônia Josefa Joana de Habsburgo-Lorena. Wikipédia. Disponível em: https://pt.wikipedia.org/wiki/Maria_Antonieta. Acesso 12/09/2017.

- Máscra. Rua direita. Disponível em: http://www.ruadireita.com/info/img/as-mascaras-das-pessoas.jpg. Acesso em 05/12/2017.

- McCloskey MS, Kleabir K, Berman ME, Chen EY, Coccaro EF. Unhealthy aggression: intermittent explosive disorder and adverse physical health outcomes. Health Psychol. 2010; 29(3): 324-32.

- Medical Inquiries and Observations, Upon the Diseases of the Mind. Disponível em: https://books.google.com.br/books?id=2DcUAAAAQAAJ&printsec=frontcover&dq=Jean+Etienne+Esquirol+-+Monomanie+-+1838&hl=pt-BR&sa=X&ved=0ahUKEwiOudWcv5rUAhXSPpAKHcS5ABQQ6AEILzAB#v=onepage&q&f=false. Acesso em 02/08/2017.

- Memorial Barratt. Impulsivity. Disponível em: http://www.impulsivity.org/about/barratt-memorial. Acesso em 02/09/16.

- Modern psychopathology: a biosocial - MILLON (1981) Disponível em: https://books.google.com.br/books?id=o2qMS4iJo_wC&q=Modern+psychopathology:+a+biosocial+-++MILLON+(1981)&dq=Modern+psychopathology:+a+biosocial+--++MILLON+(1981)&hl=pt-BR&sa=X&ved=0ahUKEwit5O7S6ojVAhVEhJAKHeVOClo-Q6AEIJjAA. Acesso em 10/10/2017.

- Moeller FG, Barratt ES, Dougherty DM, Schmitz JM, Swann AC. Psychiatric aspects of impulsivity. Am J Psychiatry. 2001; 158:1783-93.

- Molduras de Quadro em PNG. Disponível em: http://wartepop.blogspot.com.br/2013/01/molduras-de-quadro-em-png.html. Acesso em 20/09/2017.

- Molduras de Quadro. Wartpop. Disponível em: http://wartepop.blogspot.com.br/2013/01/molduras-de-quadro-em-png.html. Acesso em 29/11/2017.

- Moreira FD. Jogo Patológico: análise por neuroimagem, neuropsicológica e de personalidade. Tese de Doutorado. Departamento de Fisiopatologia Experimental, Universidade de São Paulo, São Paulo, 2004.

- Museu Rumyantsev - RSL. Disponível em: http://www.rsl.ru/. Acesso em 05/01/2017.

- Não há tempo para o amor, Charlie Brown! Disponível em: http://tagcultural.com.br/nao-ha-tempo-para-o-amor-charlie-brown/. Acesso em 11/10/2017.

- Narciso, a paixão por si mesmo. Disponível em: http://eventosmitologiagrega.blogspot.com.br/2011/03/narciso-paixao-por-si-mesmo.html. Acesso em 23/11/2017.

- Narciso. Elicriso. Disponível em: http://www.elicriso.it/it/mitologia ambiente/narciso/. Acesso em 04/12/2017.

- Narciso. Wikipédia. Disponível em: https://pt.wikipedia.org/wiki/Narciso. Acesso em 04/12/2017.

- Neto AC, Gauer GJC, Furtado NR. Psiquiatria para estudantes de medicina. EDIPUCRS. Porto Alegre, 2003, 944p.

- Neuropsicologia forense. Antonio de Pádua Serafim, Fabiana Saffi. Boocks Google. Disponível em: https://books.google.com.br/books?id=JoNsBQAAQBAJ&pg=PA249 &lpg=PA249&dq=acr%C3%B4nimo+aceda&source=bl&ots=0Rpo6VDgQ4&sig=IU18 mUZqOoMDA8mLPCdMwPWiqQ&hl=ptBR&sa=X&ved=0ahUKEwjRk5bHvubWAhVH mJAKHYTVCAsQ6AEIJzAA#v=onepage&q&f=false. Acesso 12/09/2017

- New Hist. of Psychiatry. Karl Jaspers, Bavarian Royals, & More. Disponível em: http://ahp.apps01.yorku.ca/?p=3636. Acesso em 13/02/2017.

- Nickerson A, Aderka IM, Bryant RA, Holfmann SG. The relationship between childhood exposure trauma and intermittent explosive disorder. Psychiatry Res. 2012; 197:128-34.

- O banho turco. Jean Auguste Dominique. Wahooart. Disponível em: http://pt.wahooart.com/@@/7Z4QTX-Jean-Auguste-Dominique-Ingres-O-banho-turco. Acesso em 24/10/206.

- O bom ladrão. Apoio escolar. Disponível em: http://www.apoioescolar24horas.com.br/fichas/files/O_bom_ladrao_FernandoSabino.pdf. Acesso em 20/10/2016.

- O bom ladrão. Infoescola. Disponível em: http://www.infoescola.com/livros/o-bom--ladrao/. Acesso em 20/10/2016

- O comprar compulsive e suas relações com Transtorno Obsessivo Compulsivo e Transtorno Afetivo Bipo-lar. Tatiana Zambrano Filomenski. Disponível em: fi-le:///C:/Users/masgo/Desktop/LIVRO%20T%20IMPULSOS%20E%20PERSONLIDADE/TatianaZambranoFilomensky.pdf. Acesso 12/09/2017.

- O Jogador. Fiódor Dostoiévski. Editorial Presença. Disponível em: http://www.presenca.pt/livro/o-jogador/. Acesso em 10/12/2016.

- O Jogador. Fiódor Dostoiévski. Fedor Dostoevsky - Works. Disponível em: http://www.fedordostoevsky.ru/works/lifetime/gambler/1866/. Acesso em 05/01/2017

- O Sexo nos Filmes Biográficos e Documentarios. Happy Family. Disponível em: http://www.happyfamilyinlove.com/2015/08/o-sexo-nos-filmes-biograficos-e.html. Acesso em 25/01/2017.

- Oldham JM & Morris LB (1995). Autorretrato de la personalidade. Gerona: Tikal. (Orig.: 1990).

- Oliveira IR, Rosário MC, Miguel EC. Princípios e Prática em Transtorno do Espectro Obsessivo-Compulsivo. Rio de Janeiro: Guanabara Koogan, 2007. 296p.

- On Narcissism: An Introduction. Disponível em: https://books.google.com.br/books?id=ZXx-CgAAQBAJ&printsec=frontcover&dq=on+narcissism.+1914+-+freud& hl=ptBR&sa=X&ved=0ahUKEwjr4rGZ6sPVAhUEGZAKHX2pBMkQ6AEIJzAA#v=onepa ge&q=on%20narcissism.%201914%20-%20freud&f=false. Acesso em 04/12/2017.

- Organização Mundial da Saúde. CID-10 Classificação Estatística Internacional de Doenças e Problemas Relacionados à Saúde. 10a rev. São Paulo: Universidade de São Paulo; 1997. vol. 1.

- Os dez homens mais cruéis da história. Em 10 taque. Disponível em: http://www.em10taque.com/10interessante/os-10-homens-mais-crueis-da-historia/. Acesso em 05/12/2017.

- Papiros de Lahun. Wikipédia. Disponível em: https://es.wikipedia.org/wiki/Papiros_de_Lahun. Acesso em 04/12/2017.

- Parafilias. Disponível em: Balone GJ. Delitos Sexuais.Parafilias. In psiqweb. Acesso em 31/08/16.

- Patton JH, Stanford MS, Barrat ES. Factor structure of the Barrat Impulsiveness Scale. J Clin Psychol. 1995; 51(6);768-74.

- Paul Eugen Bleuler. New world encyclopedia. Disponível em: http://www.newworldencyclopedia.org/entry/Eugen_Bleuler. Acesso 12/09/2017.

- Paul Everett Meehl. Disponível em: https://en.wikipedia.org/wiki/Paul_E._Meehl. Acesso em 10/10/2017.

- Paul Meehl. American Psychology Professor. Disponível em: https://www.google.com.br/url?sa=i&rct=j&q=&esrc=s&source=imgres&cd=&cad=rja&uact=8&ved=0ahUKEwi-BoM6x5IjVAhUFlJAKHc0XAQAQjRwIBw&url=http%3A%2F%2Fmeehl.umn.edu%2F&psig=AFQjCNG7ZYaqkKmGDDvTAlcpesekgt6XBA&ust=1500122085424447. Acesso em 10/10/2017.

- Paul Nacke. Wikipédia. Disponível em: https://fr.wikipedia.org/wiki/Paul_N%C3%A4cke. Acesso em 04/12/2017.

- Pedofilia como transtorno comportamental psiquiátrico crônico e transtornos comportamentais asseme-lhados. Danilo Antonio Baltieri. Researchgate. Disponível: https://www.researchgate.net/publication/274185862. Acessoem 28/01/2017.

- Pedofilia, transtorno bipolar e dependência de álcool e opioides. Vanessa Fabiane Machado Gomes Marsden. Scielo. Disponível em: http://www.scielo.br/scielo.php?script=sci_arttext&pid=S0047-20852009000200009. Acesso em 29/01/2017.

- Perfume - A História de um Assassino. Disponível em: http://www.adorocinema.com/filmes/filme-55603/. Acesso em 20/09/2017.

- Pergaminho. Disponível em: https://vocevaientender.com/2014/04/21/um-novo-pergaminho-na-historia-de-inpergoh-luz-no-fim-do-tunel/. Acesso em 04/12/2017.

- Pergaminho. Pinterest. Disponível em: https://br.pinterest.com/explore/pergaminho/?lp=true. Acesso em 29/11/2017.

- Personality: A Psychological Interpretation. Gordon Willard Allport. Disponível em: https://www.amazon.com/Personality-Psychological-Interpretation-Gordon-Allport/dp/B0006D662C. Acesso em 29/11/2017.

- Philippe Pinel. Disponível em: http://www.sciencemuseum.org.uk/broughttolife/people/philippepinel. Acesso em 20/09/2017.

- Physique And Character. Kretschmer, E. Disponível em: https://archive.org/details/physiqueandchara031966mbp. Acesso em 30/11/2017.

- Physique and character; an investigation of the nature of constitution and of the theory of temperament, by Ernst Kretschmer. Disponível em: https://catalog.hathitrust.org/Record/000431605. Acesso em 02/08/2017.

- Portrait of Theophile Bonet. Wikimedia Commons. Disponível em: https://commons.wikimedia.org/wiki/File:Portrait_of_Theophile_Bonet._Wellcome_L0001437.jpg. Acesso em 04/12/2017.

- Potenza, MN; Grant, JE. The Oxford Handbook of Impulse Control Disorders. EUA: Oxford USA Professio, 2011. 600p.

- Problem Gambling Institute of Ontario. Learn. Disponível em: www.problemgambling.ca/en/documents/sogsra.pdf. Acesso em 02/09/16.

- Protrait of Jean Esquirol. Getyyimages. Disponível em: http://www.gettyimages.com/detail/news-photo/jean-esquirol-french-psychiatrist-news-photo/515454940#jean--esquirol-french-psychiatrist-picture-id515454940. Acesso em 30/01/2017.

- PSICOPATIA E COMPORTAMENTO CRIMINOSO: UMA REVISÃO DE LITERATURA. SARA CRISTINA PINTO DOS SANTOS. Disponível em: fi-le:///C:/Users/masgo/Downloads/PSICOPATIA_COMPORTAMENTO_CRIMINOSO.pdf. Acesso em 10/10/2017.

- Psiquiatria Forense de Taborda. Elias Abdalla-Filho,Miguel Chalub,Lisieux E. de Borba Telles. Boocks Goo-gle.

- Psiquiatria. Disponível em: https://www.psiquiatria.com/congreso_old/mesas/mesa53/conferencias/53_ci_e.htm. Acesso Acesso em 17/05/2017.

- Psiqweb. Disponível em: http://www.psiqweb.med.br/site/?area=NO/LerNoticia&idNoticia=168. Acesso em 02/09/16.

- Psiqweb. Disponível em: http://www.psiqweb.med.br/site/defaultlimpo.aspx?area=es/verdicionario&idzdicionario=488. Aces-so em 02/09/16.

- Psychiatric Comorbidity in Pathological Gambling: A Critical Review. The Canadian Journal of Psychiatry.

- Psychiatrie: ein Lehrbuch für Studirende und Aerzte. Emil Kraepelin. Archive.

- Psychopathia sexualis, with especial reference to contrary sexual instinct: a medico--legal study. Krafft-Ebing, R. von (Richard), 1840-1902; Chaddock, Charles Gilbert.

- Psychopathia Sexualis. Archive. Richard von Krafft-Ebing. Disponível em: https://archive.org/stream/PsychopathiaSexualis1000006945/Psychopathia_Sexualis_1000006945#page/n0/mode/2up. Acesso em 29/01/2017.

- Psychopathia Sexualis. Heinrich Kaan's. Muse. Disponível em: https://muse.jhu.edu/book/48261. Acesso em 04/06/2017.

- Qual seu tipo de impulsividade? Casule. Disponível em: https://casule.com/qual-seu--tipo-de-impulsividade-2/. Acesso em 25/04/2017.

- Quevedo J, Carvalho AF. Emergências Psiquiátricas. 3. Ed.Porto Alegre: Artmed, 2014. 333p.

- Radius. Disponível em: http://www.radiuschild-youthservices. ca/wp-content/uploads/2014/06/erasor_10-page_coding-form_portuguese.pdf. Acesso em 01/09/16.

- Rainha Maria Antonieta da França é guilhotinada. Seu history. Disponível em: https://seuhistory.com/hoje-na-historia/rainha-maria-antonieta-da-franca-e-guilhotinada. Acesso 12/09/2017.

- Revista e Eletrecidade. Disponível em: http://www.revistaeletricidade.com.br/index.php/2016/09/11/lista-os-12-melhores-filmes-para-quem-ama-psicologia/. Acesso em 04/12/2017.

- Robert C Cloninger. Washington University School of Medicine. Disponível em: http://www.psychiatry.wustl.edu/Faculty/FacultyDetails?ID=509. Acesso em 29/11/2017.

- Sadock BJ, Sadock VA, Ruiz P. Compêndio de psiquiatria: ciência do comportamento e psiquiatria clínica; tradução: Marcelo de Abreu Almeida [et al.]; revisão técnica: Gustavo Schestatsky [et al] – 11 eds.- Porto Alegre: Artmed, 2017.

- Sadock, B. James, Sadock, V. Alcott. Compêndio de Psiquiatria. Ciência do Comportamento e Psiquiatria Clínica. 9. ed. Porto Alegre: Artmed, 2007.

- Salvador Dali Just Set Up Shop {Scented Paths & Fragrant Addresses}. TSS. Disponível em: http://www.mimifroufrou.com/scentedsalamander/2012/06/salvador_dali_set_up_shop_scen.html . Acesso em 04/12/2017.

- Salvador Dalí. Wikipédia. Disponível em: https://pt.wikipedia.org/wiki/Salvador_Dal%C3%AD. Acesso em 04/12/2017.

- Sandor Rado. Disponível em: https://en.wikipedia.org/wiki/Sandor_Rado. Acesso em 10/10/2017.

- Sandor Rado. Psychoanalysis of behavior: collected papers. Disponível em: https://books.google.com.br/books/about/Psychoanalysis_of_behavior.html?id=_rprAAAAMAAJ&redir_esc=y. Acesso em 10/10/2017.

- Segredo dos psicotécnicos. Pinger. Disponível em: http://b2.pinger.pl/f942bc-4c91230895766f06696198553a/staxi.pdf. Acesso em 19/08/16.

- Serafim AP, Saffi F. Neuropsicologia Forense. Porto Alegre: Artmed, 2015.

- Sexual Deviance: Theory, Assessment, and Treatment. D. Richard Laws, William T. O'Donohue. Boocks Google. Disponível em: https://books.google.com.br/books?id=yIXG9FuqbaIC&pg=PA423&lpg=PA423&dq=Sadomasochism+and+comorbidities&source=bl&ots=Ejvicb3n-x&sig=ekDnmSzdiKhAwkyL-q-tYCxHLfg&hl=pt-BR&sa=&ved=0ahUKEwj2wvy3efRAhXFI5AKHeJyCZMQ6AEIIzAA#v=onepage&q=Sadomasochism%20and%20comorbidities&f=false. Acesso em 29/01/2017.

- Sexual Deviation: Assessment and Treatment, An Issue of Psychiatric Clinics. John M.W. Bradford. Books Google. Disponível em: https://books.google.com.br/books?id=21TOAwAAQBAJ&pg=PA156&lpg=PA156&dq=VOYEUR+AND+PSYCHIA-TRIC+COMORBIDITY&source=bl&ots=gllO9CZUu0&sig=dqAkPwwpFQAp8tz5X7bQX02Ng2g&hl=pt-BR&sa=X&ved=0ahUKEwiFivH5lXRAhVJgpAKHfULBOE4ChDoAQg2MAI#v=onepage&q=VOYEUR%20AND%20PSYCHIATRIC%20COMORBIDITY&f=false. Acesso em 28/01/2017.

- Sexual Sadism. Wolfgang Berner, Peter Berger, Andreas Hill. Sagepub. Disponível em: http://journals.sagepub.com/doi/pdf/10.1177/0306624X03256131. Acesso em 29/01/2017.

- Shopping addiction. Vijaya Murali, Rajashree Ray & Mohammed Shaffiullha. Disponível em: http://apt.rcpsych.org/content/aptrcpsych/18/4/263.full.pdf. Acesso 12/09/2017.

- Shuterstock. Disponível em: https://www.shutterstock.com/image-vector/human--resource-conceptual-background-related-icon-341657285?src=Mo5uSmfQsbIEv0d PJI8aEQ-1-5. Acesso em 04/12/2017.

- Sigmund Freud - The Father of Psychoanalysis. Sigmund Freud. Disponível em: http://www.sigmundfreud.net/. Acesso em 13/02/2017.

- Sigmund Freud. Wikipédia. Disponível em: https://pt.wikipedia.org/wiki/Sigmund_Freud. Acesso em 14/02/2017.

- Significado do Nome Narciso. Disponível em: https://www.dicionariodenomesproprios.com.br/narciso/. Acesso em 23/11/2017.

- Sistema Nervoso. Slide Player. Disponível em: http://slideplayer.com.br/slide/10283662/. Acesso em 04/12/2017.

- Sombrero mágico y varita icono. Istockphoto. Disponível em: http://www.istockphoto.com/mx/vector/sombrero-m%C3%A1gico-y-varita-icono-gm494389978-77409809. Acesso em 05/12/2017.

- Spacenglish. Blog. Disponível em: https://spacenglishblog.wordpress.com/about/. Acesso em 30/11/2017.

- Stahl SM, Grady MM. Transtornos Relacionados às Substâncias e do Controle de Impulsos: Ilustrados. Porto Alegre: Artmed, 2016.

- Steingraber S. Abundance of life – Etruscan Wall Painting. Oxford USA Professio, 2006. p.328.

- Stone MH. A Cura da Mente: a história da psiquiatria da antiguidade até o presente. Artmed, 1999. 480 p.

- Studies in the Psychology of Sex. Disponível em: https://books.google.com.br/books?id=BO1FBQAAQBAJ&pg=PA355&dq=autoerotism:+a+psychological+study.+alienist+and+neurologist+havelock+ellis+1898&hl=ptBR&sa=X&ved=0ahUKEwiF0ZfK38PVAhVFlJAKHZuZCG0Q6AEIMjAB#v=onepage&q&f=false. Acesso em 04/12/2017.

- Szóste wydanie podręcznika Kraepelina (1899). Disponível em: https://pl.wikipedia.org/wiki/Lista_prac_Emila_Kraepelina#/media/File:Kraepelin,_Emil.jpg. Acesso em 02/08/2017.

- Tavares H, Abreu CN, Seger L, Mariani MMC, Filomensky TZ (et al.). Psiquiatria, Saúde Mental e a Clínica da Impulsividade. Barueri, SP: Manole, 2015.

- Telencéfalo. Disponível em: http://www.auladeanatomia.com/novosite/sistemas/sistema-nervoso/telencefalo/. Acesso em 10/10/2017.

- Telephone scatologia Comorbidity with other paraphilias and paraphilia-related disorders. Marilyn Pricea, Martin Kaf kaa , Michael L. Commonsa, Thomas G. Gutheila, William Simpson. Disponível em: http://www.dareassociation.org/Papers/Telephone%20scatologia2002.pdf. Acesso em 28/01/2017.

- Teofrasto. Wikipédia. Disponível em: http://pt.wikipedia.org/wiki/Teofrasto. Acesso em 05/12/2017.

- Teroria da Conspiração. Disponível em: http://www.adorocinema.com/filmes/filme-10656/. Acesso em 20/09/2017.

- Textbook of psychiatry. Archive. Eugen Bleuler. Disponível em: https://archive.org/stream/textbookofpsychi00bleu?ref=ol#page/538/mode/1up/search/Reactive+impulses. Acesso em 30/01/2017.

- Textbook of psychiatry. Eugen Bleuler. Archive. Disponível em: https://archive.org/stream/textbookofpsychi00bleu#page/556/mode/2up/search/Reactive+impulses. Acesso 12/09/2017.

- The Bergen Shopping Addiction Scale. C S Andreassen, M D Griffiths, S Pallesen, R M Bilder, T Torsheim, E Aboujaoude. Psychology. Disponível em: https://psychology-tools.com/bergen-shopping-addiction-scale/. Acesso 12/09/2017.

- The Fire of Rome. Hubert Robert. Disponível em: http://www.muma-lehavre.fr/en/collections/artworks-in-context/15th-18th-century/robert-fire-rome. Acesso em 20/10/2016.

- The Measurement of extraversion: A comparison of the Eysenck Personality Inventory and the Eysenck Personality Questionnaire. Thomas Rocklin and William Revelle. Disponível em: https://www.personality-project.org/revelle/publications/rr81.small.pdf. Acesso em 11/09/2016.

- The Neuro-Psychoses of Defence. Amazon. Disponível em: https://www.amazon.com/Neuro-Psychoses-Defence-Sigmund-Freud/dp/1473319978. Acesso em 30/11/2017.

- The Rape of Tamar. Disponível em: http://www.metmuseum.org/art/collection/search/436858. Acesso em 10/10/2017.

- The Street. Moma. Disponível em: http://www.moma.org/collection/works/80582. Acesso em 20/10/2016.

- Theodore Millon. Disponível em: http://www.legacy.com/obituaries/nytimes/obituary.aspx?pid=169467524. Acesso em 11/10/2017.

- Theodore Millon. Disponível em: https://en.wikipedia.org/wiki/Theodore_Millon. Acesso em 10/10/2017.

- Thomas Couture. Romanos de la decadência. Musee Orsay. Disponível em: http://www.museeorsay.fr/es/colecciones/obrascomentadas/pintura/commentaire_id/romains-de-la-decadence-141.html?cHash=61e51aa421. Acesso em 24/01/2017.

- Toledo EL, Taragano RO, Cordás TA. Tricotilomania. RevPsiq Clín. 2010; 37(6): 251-9.

- Tomb of the Whipping. Wikiwand. Disponível em: http://www.wikiwand.com/en/Tomb_of_the_Whipping.Acesso em 21/10/2016

- Torino – Cesare Lombroso's Museum of Criminal Anthropology. Disponível em: http://www.thenautilus.it/torino-cesare-lombrosos-museum-of-criminal-anthropology/. Acesso em 02/08/2017.

- Track and field. Shutterstock. Disponível em: https://www.shutterstock.com/search/track+and+field. Acesso em 29/11/2017.

- Traité médico-philosophique sur l'aliénation mentale, ou La manie. Disponível em: http://gallica.bnf.fr/ark:/12148/bpt6k432033. Acesso em 20/09/2017.

- Transtorno de Personalidade Antissocial. Disponível em: http://www.convibra.com.br/upload/paper/2014/59/2014_59_9509.pdf. Acesso em 02/05/2017.

- Transtorno Explosivo Intermitente TEI. Pro amiti. Disponível em: http://www.proamiti.com.br/intermitentetei. Acesso em 08/02/2017.

- Transtorno Explosivo Intermitente. Transtorno Explosivo. Disponível em: http://www.transtornoexplosivo.com/. Acesso em 19/05/2017.

- Transtorno parafílico: o que mudou com o DSM-5. Barbara Lucena. Researchgate. Disponível em: https://www.researchgate.net/publication/281827756_Transtorno_parafilico_o_que_mudou_com_o_DSM-5.Acesso em 25/01/17.

- Transtorno Personalidade Dependente. Lislie Schoenstatt. IBH. Disponível em: http://www.ibh.com.br/simposio-tp/palestras/Transtorno-de-Personalidade-Dependente_Lislie-Shoenstahtt_IBH-Julho-2014.pdf. Acesso em 05/12/2017.

- Transtorno Personalidade Limítrofe. Disponível em: https://pt.wikipedia.org/wiki/ Transtorno_de_personalidade_lim%C3%ADtrofe#CITEREFMillonGrossmanMeagh er2004. Acesso em 04/12/2017.

- Transtornos do controle do impulso: o retorno da monomania instintiva de Esquirol. Hermano Tavares. Produção-USP. Disponível em: http://www.producao.usp.br/bits-tream/handle/BDPI/10163/art_TAVARES_Transtornos_do_controle_do_impulso_o_ retorno_2008.pdf?sequence=1&isAllowed=y. Acesso em 02/09/16.

- Treating intermitente explosive disorder: emerging data show medication and cog-nitive behavioral the-rapy may help some patients. Harvard Health Publications; 2011:6.

- Três Ensaios sobre a Teoria da Sexualidade. Wikipédia. Disponível em: https:// pt.wikipedia.org/wiki/Tr%C3%AAs_Ensaios_sobre_a_Teoria_da_Sexualidade. Acesso em 04/06/2017.

- Tricotilomania. Edson Luiz Toledo; Rogéria Oliveira Taragano; Táki Athanássios Cordás. Disponível em: http://www.scielo.br/scielo.php?script=sci_arttext&pid =S0101-60832010000600003. Acesso em 18/05/2017.

- UFRGS. Disponível em: www.ufrgs.br/psicopatologia/wiki/index. php?title=masoquismo. Acesso em 02/09/16.

- Um olhar sobre a arte. Disponível em: http://umolharsobreaart.blogspot.com. br/2014/02/acontecimento-o-incendio-de-roma.html. Acesso em 20/10/2016

- Uma breve história e explicação sobre Parafilia. Passei direto. Disponível em: https:// www.passeidireto.com/arquivo/21968785/uma-breve-historia-e-explicacao-sobre- -parafilia. Acesso em 04/06/2017.

- Universidade de Oregon. Disponível em: http://cascade.uoregon.edu/spring2015/ social-sciences/our-evolving-understanding-of-autism/. Acesso em 04/12/2017.

- USP – Teses. Disponível em: www.teses.usp.br/teses/disponiveis/5/5142/tde-09082005.../Tesealexandre.pdf. Acesso em 14/02/2017.

- USP. Teses e dissertações. Disponível em: www.teses.usp.br. Acesso em 23/08/16.

- Vasily Kandinsky. Composition 8. Disponível em: https://www.guggenheim.org/ar-twork/1924. Acesso em 05/12/2017.

- Vektor - Pfadfinder, Versprechen, Smiley. Can Stock Photo. Disponível em: https:// www.canstockphoto.de/junge-pfadfinder-versprechen-smiley-42095395.html. Acesso em 30/11/2017.

- Vertumnus Emperor Rudolph II. Wikiart. Disponível em: https://www.wikiart.org/en/ giuseppe-arcimboldo/vertumnus-emperor-rudolph-ii. Acesso em 23/10/2016.

- Vicente E Caballo. Casa del Libro. Disponível em: https://www.casadellibro.com/ libros-ebooks/vicente-e-caballo/38415. Acesso em 04/12/2017.

- Vincent Van Gogh. Courtauld. Disponível em: http://courtauld.ac.uk/search- -results?keyword=vincent+van+gogh. Acesso em 05/12/2017.

- Vincent Van Gogh. Nationalgallery. Disponível em: https://www.nationalgallery.org. uk/artists/vincent-van-gogh. Acesso em 05/12/2017.

- Vincent Van Gogh. Wikipédia. Disponível em: https://pt.wikipedia.org/wiki/Vincent_ van_Gogh. Acesso em 05/12/2017.

- Vlad III, Monarca, Príncipe da Valáquia. Wikipédia. Disponível em: https://pt.wikipedia.org/wiki/Vlad,_o_Empalador. Acesso em 05/12/2017.

- Wahooart. Giovanni Battista Tiepolo. Disponível em: http://pt.wahooart.com/Art.nsf/Art_PT?Open&Query=GIOBANNI,BATTISTA,TIEPOLO. Acesso em 20/10/2016.

- Whiteside SP, Lynam DR. The Five Factor Model and impulsivity: using a structural model of personality to understand impulsivity. Personality and Individual Differences. 2001; 30:669-89.

- Yale-Brown Obsessive-Compulsive Scale Modified for Kleptomania. Pathaway. Disponível em: http://www.pathwaysinstitute.net/YBOCS-KM.pdf. Acesso em 17/08/16.

- Youtube. Disponível em: https://www.youtube.com/watch?v=N9aKr7JZDHE. Acesso em 24/10/2016.

- Zodiac Signus. Pinimg. Disponível em: https://s-media-cacheak0.pinimg.com/736x/e1/35/d5/e135d5bdacf120629bca8ac9e59d8111.jpg. Acesso em 29/11/2017.

- Zoofilia literária. Os profanos. Disponível em: http://www.osprofanos.com/zoofilia--literaria/. Acesso em 30/01/2017.